L'urgence à l'officine

Dr Philippe Bertrand
Praticien contractuel - SAMU 93

Dr Jean-Marc Agostinucci
Praticien contractuel - SAMU 93

Dr Aïssam Aimeur
Pharmacien - Moniteur de premiers secours

Remerciements :

- à Marjorie et Jean-Luc LAURENT pour leur participation à l'iconographie ;
- à l'OCP et son centre de documentation

ISBN 2-909179-26-5
Éditions Groupe Liaisons SA
1, avenue Édouard-Belin
92856 Rueil-Malmaison Cédex

© Groupe Liaisons SA, 2000

La loi du 11 mars 1957 n'autorisant, aux termes des alinéas 2 et 3 de l'article 41, d'une part que les « copies ou reproductions strictement réservées à l'usage privé du copiste et non destinées à une destination collective », et d'autre part, que les analyses et les courtes citations dans un but d'exemple d'illustrations : « Toute représentation ou reproduction intégrale ou partielle, faite sans le consentement de l'auteur ou de ses ayants droit ou ayants cause, est illicite » (alinéa 1er de l'article 40).

Cette représentation ou reproduction par quelque procédé que ce soit constituerait donc une contrefaçon sanctionnée par les articles 335-2 et suivants du Code de la propriété intellectuelle.

Sommaire

Avant-propos VII
Introduction IX

PREMIÈRE PARTIE : ARBRES DÉCISIONNELS 1
    Alerter 2
    Protéger 3
    Face à l'oubli de prise d'une contraception 4
    Face à un dégagement d'urgence 6
    Face à une intoxication 7
    Face à un traumatisme 8
    Face à un malaise 9
    Face à une détresse circulatoire 10
    Face à une détresse ventriculaire 11
    Face à un inconscient 12

DEUXIÈME PARTIE : PATHOLOGIES 13
    Abcès dentaire 15
    Accident vasculaire 17
    Agitation (crise d') 19
    Angine de poitrine (angor) 21
    Appendicite (crise douloureuse) 23
    Arrêt cardio-ventilatoire 25
    Asphyxie, asthme 28
    Baisse de l'acuité visuelle 30
    Bradycardie (pouls lent) 32
    Brûlures 34
    Brûlures oculaires 36
    Bulle 38
    Caustiques (ingestion de) 40
    Céphalées et migraines 42
    Choc anaphylactique 45
    Coliques abdominales 47
    Colique néphrétique 48
    Conjonctivite 50
    Constipation, syndrome occlusif 53
    Contraception d'urgence 56
    Contusion fermée et ecchymose 58

Convulsions de l'adulte, épilepsie..60
Convulsions du nourrisson et de l'enfant..62
Corps étranger oculaire..64
Coup de chaleur (hyperthermie)..66
Coup de soleil..68
Cystite (pyurie, urétrite)..70
Démangeaisons (prurit)...72
Diarrhée de l'enfant..74
Douleur dentaire..76
Douleur dentaire du nourrisson...78
Douleur de règles (dysménorrhée)..80
Douleur épigastrique et reflux gastro-œsophagien...82
Douleur thoracique...84
Droits et devoirs...87
Écharde...92
Embolie pulmonaire..94
Entorse..96
Extinction de voix (dysphonie), laryngite de l'adulte......................................98
Fausse couche spontanée ou menace d'avortement....................................100
Fièvre...102
Fractures...104
Fracture de dent (luxation)...106
Grossesse extra-utérine..108
Hématome sous-unguéal..110
Hématurie..112
Hémoptysie..114
Hémorragie..116
Hémorragie digestive..118
Hémorragie nasale (épistaxis)...120
Hémorroïdes (poussée hémorroïdaire)..122
Hypertension artérielle (poussée d')..125
Infarctus du myocarde..127
Immobilisation d'un traumatisme..129
Intoxication par champignons et végétaux..131
Intoxications médicamenteuses principales...133
Intoxication médicamenteuse par psychotropes...136
Intoxication médicamenteuse sauf par psychotropes...................................138
Intoxication au monoxyde de carbone...140
Intoxication par produits domestiques et industriels....................................142
Intoxication par toxiques illicites...146
Jambe rouge et douloureuse..149
Lacrymogènes (aggression par des gaz)...152
Laryngite, épiglottite de l'enfant..154

Lentilles : incidents et accidents ... 156
Lucite (estivale) ... 158
Malaise ... 160
Malaise chez le diabétique ... 162
Menace d'accouchement prématuré (MAP) ... 164
Méningite et syndrome méningé de l'enfant ... 166
Morsure, griffure ... 168
Morsure de vipère ... 171
Névralgie cervico-brachiale ... 173
Obstruction des voies aériennes ... 175
Œdème aigu du poumon (OAP) ... 178
Œil douloureux ... 180
Œil rouge ... 183
Œil sec ... 185
Œil traumatique ... 187
Ongle incarné ... 189
Opiacés de substitution ... 191
Otalgie ... 193
Otorrhée (écoulement d'oreille) ... 195
Overdose morphinique ... 197
Palpitations, tachycardie ... 199
Panaris ... 201
Perte de connaissance ... 203
Plaies simples et plaies graves ... 205
Pneumothorax ... 208
Piqûre d'araignée ... 210
Piqûre d'hyménoptère ... 212
Purpura (méningite à méningocoque) ... 214
Rétention aiguë d'urines ... 216
Sciatique (lumbago, lombo-sciatique) ... 217
Section de membre ... 219
Spasmophilie ... 221
Suicide (tentative de) ... 222
Surdité brutale ... 224
Syndrome de manque en opiacés ... 226
Tendinite ... 228
Tennis elbow (épicondylite) ... 229
Tétanos (Clostridium tetani) ... 231
Tiroir d'urgence à l'officine ... 233
Trousse d'urgence mobile de la pharmacie ... 236
Toux grasse ... 239
Toux sèche ... 241
Traumatisme crânien ... 243

Ulcère gastro-duodénal 245
Urticaire et œdème de Quincke 247
Utilisation d'antidotes et traitements des intoxications 249
Vertiges 252
Vomissements 254
Vomissements de l'enfant 257

TROISIÈME PARTIE : FICHES TECHNIQUES 259
   1. Assurer la libération des voies aériennes
      et apprécier la fonction ventilatoire 261
   2. Prise du pouls 262
   3. Compression locale manuelle
      et relais par un tampon compressif 263
   4. Les points de compression à distance 264
   5. Pose du garrot 266
   6. Position latérale de sécurité (PLS) 267
   7. Bouche-à-bouche 269
   8. Désobstruction des voies aériennes 271
   9. Massage cardiaque externe (MCE) 274
  10. Les positions d'attente 277
  11. Immobilisation 278

Index 281

Avant-propos

Nous, pharmaciens d'officine, savons bien que l'exercice quotidien de notre métier ne se limite pas à la dispensation du médicament : hygiène, diététique, pharmacie vétérinaire…, nos domaines d'intervention sont nombreux, et le sérieux de nos conseils, reconnu.
Par sa situation de proximité, notre officine constitue également pour le grand public un lieu privilégié de premiers secours et de premiers soins.
De la simple plaie à l'intoxication grave, d'un léger malaise à une inquiétante douleur thoracique, les sollicitations sont nombreuses et abordent des domaines fort variés.
Avons-nous été suffisamment formés pour faire face à ces situations de détresse, d'urgence même ? Et depuis quand n'avons-nous pas réactualisé nos connaissances ?
L'ouvrage que vous venez d'acquérir se propose, sous forme de fiches techniques, de répondre à la fois à un besoin de réactualisation des connaissances du pharmacien déjà formé et en même temps de donner de premiers éléments d'information à ceux qui n'auraient jamais reçu de formation aux premiers secours.
Les auteurs de ce travail sont des médecins urgentistes et un pharmacien moniteur de premiers secours. Ils ont donc pris en compte les conditions particulières de l'exercice officinal et vous proposent des conduites à tenir adaptées.
Bien que l'utilisation de cet ouvrage ne puisse remplacer la formation pratique indispensable à l'exécution correcte des gestes de première urgence, il contribuera sans aucun doute à faire prendre conscience aux pharmaciens de l'importance de leur rôle d'acteur de santé publique, en les aidant dans leur exercice quotidien dans l'attente de leur participation à un stage pratique.
À cet effet, et pour répondre à une demande exprimée par le Conseil régional de l'Ordre en 1994, le Centre de formation professionnelle de la pharmacie a créé, en 1998, dans le cadre de la formation continue, le stage « Prise en charge des pathologies aiguës : le pharmacien face à l'urgence ».
Cette formation de trois jours a reçu le label du HCFPC ; elle s'adresse aux pharmaciens titulaires d'une officine et à tous ses collaborateurs.
Grâce à ces divers moyens de formation et d'information, le pharmacien d'officine pourra pleinement jouer son rôle d'acteur de santé et d'éducateur sanitaire ; il deviendra un indispensable relais dans la chaîne des premiers secours et des premiers soins.

Jean Occulti
Pharmacien
Président du CFPP

Introduction

En janvier 1995, le Conseil central des pharmaciens d'officine a fait réaliser par la SOFRES, auprès d'un échantillon représentatif de la population française, un sondage sur les services rendus par le pharmacien. Les résultats de cette enquête ont montré que 96 % des Français considèrent comme important de pouvoir bénéficier, en officine, de soins de première urgence. Les Français reconnaissent ainsi les pharmaciens comme des acteurs de santé à part entière, au service de tous.

Nul ne peut nier qu'en tant que professionnel de santé proche et disponible, le pharmacien d'officine est directement concerné par les premiers secours. C'est pourquoi, en dehors de son activité habituelle de dispensation des médicaments, il est souvent sollicité pour répondre à l'urgence.

Intervenant dans la chaîne des secours, il s'agit alors pour lui d'être capable d'agir avec efficacité sur le premier maillon (identification des signes de détresse vitale et transmission de l'alerte) et sur le deuxième (réalisation des gestes de premiers secours).

Face aux situations d'urgence, ses connaissances doivent lui permettre non seulement d'effectuer les gestes adaptés et de prodiguer les conseils adéquats, mais également de transmettre une information précise, fidèle et de qualité aux médecins des services médicaux d'urgence (SAMU, centres 15), afin d'obtenir un moyen de secours approprié.

L'officine constitue la vitrine médiatique de la profession ; l'obligation de porter secours est un devoir auquel le pharmacien ne saurait en aucun cas se dérober sans engager sa responsabilité et sa crédibilité.

En France, moins de 5 % de la population connaît les gestes essentiels de survie. Les 22500 pharmacies d'officine constituent des postes de premiers secours permanents ; le pharmacien et son équipe doivent prodiguer les premiers soins à une victime.

L'équipe officinale occupe donc une position privilégiée pour sensibiliser le grand public à l'importance de la connaissance des gestes d'urgence. Encore faut-il que pharmaciens et préparateurs soient bien préparés à cet exercice et aient pu recevoir une formation adaptée, soit au cours de leurs études, soit dans le cadre d'une formation continue.

Il nous semble important que cet ouvrage, que nous avons cherché à rendre le plus complet et le plus pratique possible, puisse faciliter l'action du pharmacien dans son exercice quotidien.

C'est pourquoi les différentes fiches sont présentées sous la forme d'un plan type, afin de faciliter la recherche de l'information souhaitée. Cela permet à l'équipe officinale d'avoir un document pratique, rapidement disponible, afin de réagir de manière prompte et efficace face à une détresse.

C'est aussi dans cet esprit que sont proposés des arbres décisionnels et des descriptions détaillées de techniques d'urgence agrémentées de nombreuses photos.

Une large place est faite à la relation privilégiée qui doit exister entre pharmaciens et médecins, en apportant pour chaque situation d'urgence présentée dans ce livre le point de vue de médecins urgentistes du SAMU.

En effet, les connaissances du pharmacien relatives aux médicaments et au matériel de soins présents dans son officine représentent un atout pour les services d'aide médicale d'urgence qui ne manqueront pas de l'exploiter en prodiguant des conseils adaptés aux compétences du pharmacien.

Cette importante et indispensable collaboration ne pourra que valoriser toute la profession en faisant des pharmaciens des interlocuteurs privilégiés des SAMU (centres 15) et des sapeurs-pompiers.

Les Auteurs

Première partie

Arbres décisionnels

Alerter

Alerter les secours dès que possible, après avoir :
- ■ Analysé rapidement la situation
- ■ Examiné la victime.

Comment ?

- ■ Par **téléphone**.
- ■ Par **borne d'appel** (reliée directement à un service de secours sur les autoroutes et les voies rapides).
- ■ Par **tout autre moyen** (radio, signaux lumineux…).

La situation présente un risque ou/et une vie est en danger.

Non

Structures de santé habituelles :
- ■ Médecins généralistes ;
- ■ Dispensaires ou services d'accueil des urgences ;
- ■ Établissement de soins ;
- ■ Infirmiers (ères).

Oui

Qui alerter ?	Pourquoi ?	Téléphone
■ SAMU	Urgence médicale	**15**
■ Sapeurs-pompiers	Prompt secours	**18**
■ Police	Protection des personnes et des biens	**17**
■ Numéro d'urgence européen	Demande de secours	**112**

Que dire ?

1 - **Localisation très précise de l'événement** (n° de la rue, n° du bâtiment, code d'entrée, escalier…).

2 - **Nature du problème et risques éventuels** (accident, incendie…).

3 - **Nombre et état de gravité apparent des victimes.**

4 - **Les premières mesures entreprises et les gestes de secours effectués.**

5 - **Le numéro de téléphone ou de la borne d'où l'on appelle.**

Attendre les instructions avant de raccrocher.

PREMIÈRE PARTIE : ARBRES DÉCISIONNELS

Protéger

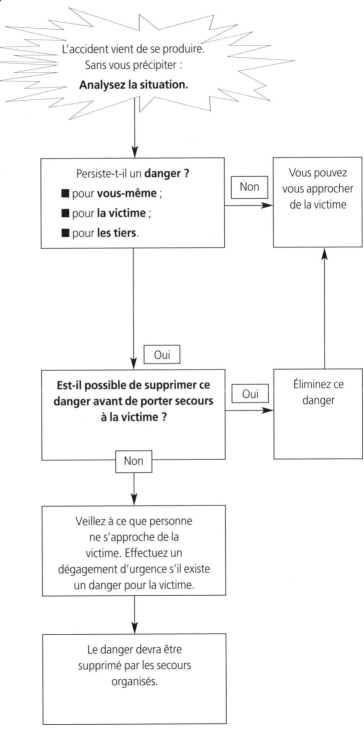

L'accident vient de se produire.
Sans vous précipiter :
Analysez la situation.

Persiste-t-il un **danger** ?
- pour **vous-même** ;
- pour **la victime** ;
- pour **les tiers**.

Non → Vous pouvez vous approcher de la victime

Oui ↓

Est-il possible de supprimer ce danger avant de porter secours à la victime ?

Oui → Éliminez ce danger

Non ↓

Veillez à ce que personne ne s'approche de la victime. Effectuez un dégagement d'urgence s'il existe un danger pour la victime.

Le danger devra être supprimé par les secours organisés.

Face à l'oubli de prise d'une contraception orale

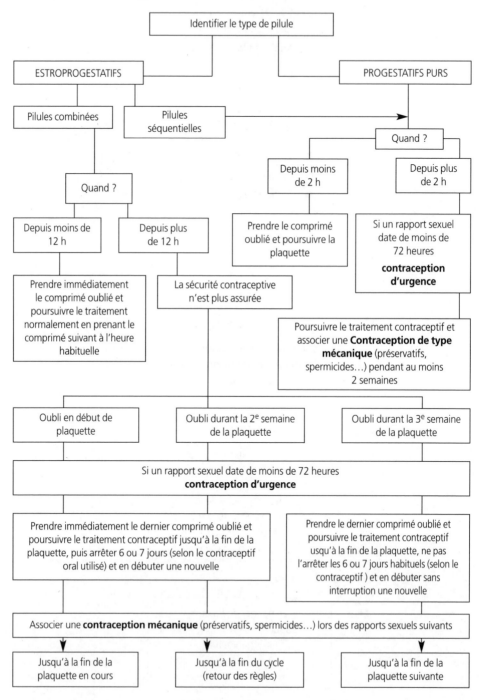

Classification des produits de contraception orale

Spécialités	Estroprogestatifs			Progestatifs purs
	Pilules séquentielles	Pilules combinées		Micropilule
		Normodosées	Minidosées	
• ADEPAL			•	
• CERAZETTE				•
• CILEST			•	
• CYCLEANE 20			•	
• CYCLEANE 30			•	
• DIANE 35 (estroantiandrogénique)			•	
• EFFIPREV			•	
• EXLUTON				•
• HARMONET			•	
• MELIANE			•	
• MELODIA			•	
• MERCILON			•	
• MICROVAL				•
• MILLI ANOVLAR		•		
• MILLIGYNON				•
• MINESSE			•	
• MINIDRIL			•	
• MINIPHASE			•	
• MINULET			•	
• MONEVA			•	
• OGYLINE				•
• ORTHO-NOVUM			•	
• OVANON	•			
• PHAEVA			•	
• PHYSIOSTAT	•			
• PLANOR		•		
• STEDIRIL		•		
• TRIELLA			•	
• TRI-MINULET			•	
• TRINORDIOL			•	
• VARNOLINE			•	
• VARNOLINE CONTINU			•	

Face à un dégagement d'urgence

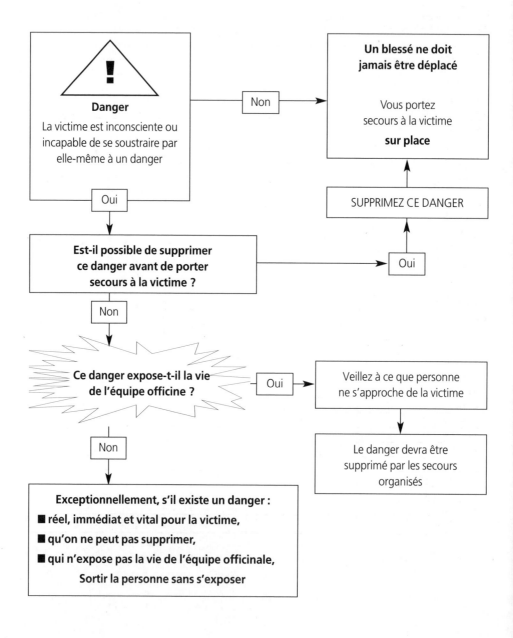

Face à une intoxication

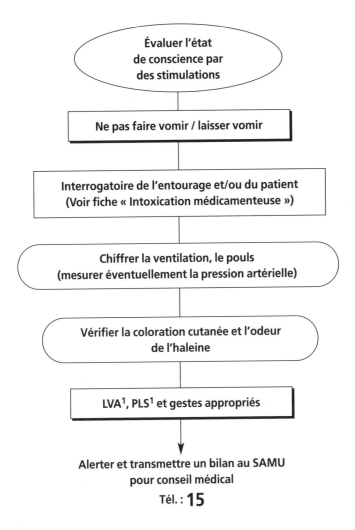

1   LVA : Libération des voies aériennes
    PLS : Position latérale de sécurité

Face à un traumatisme

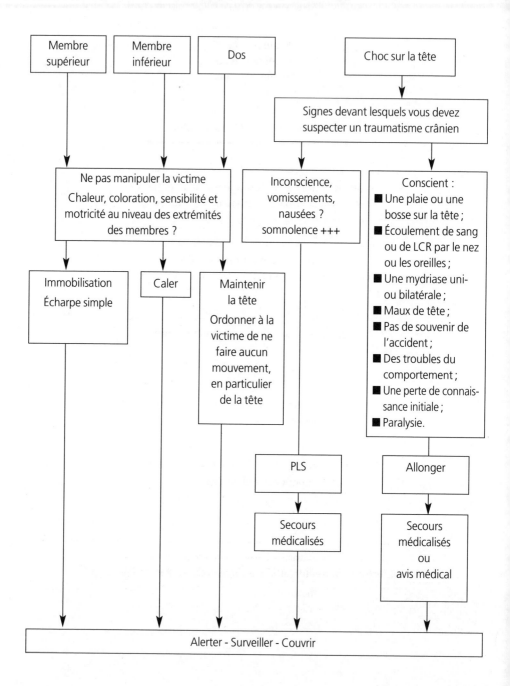

Face à un malaise

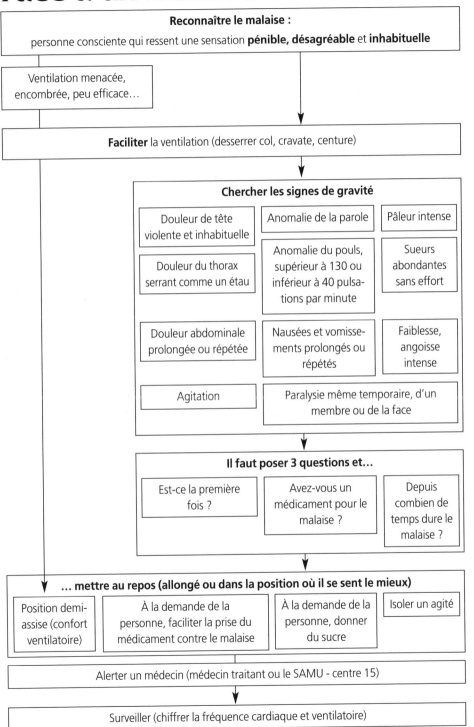

Face à une détresse circulatoire

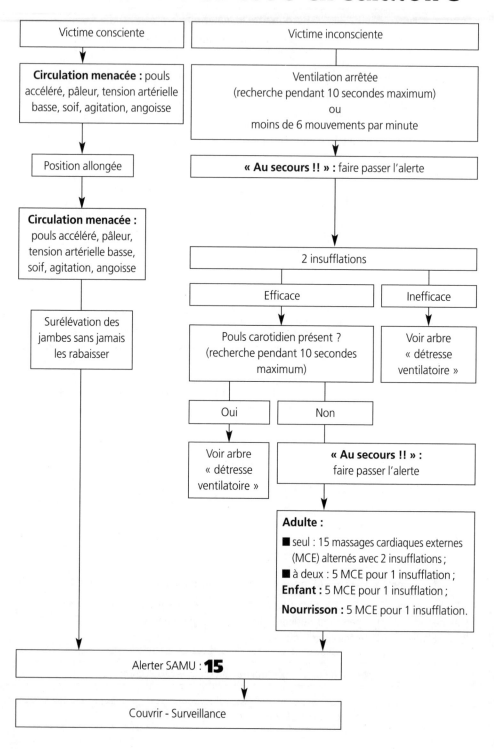

Face à une détresse ventilatoire

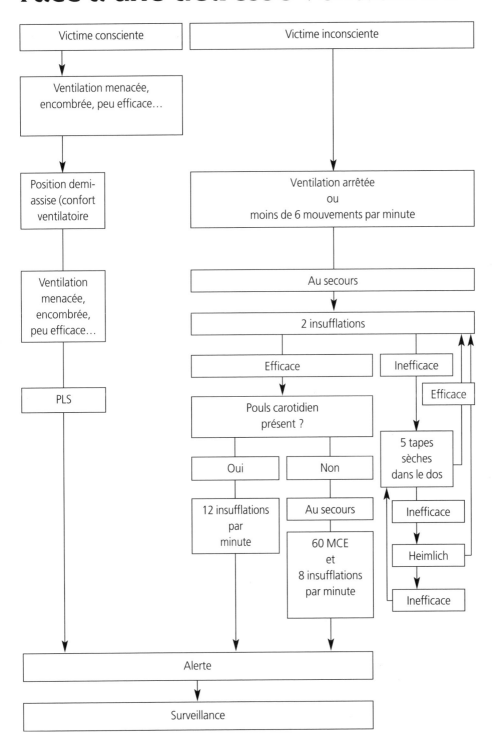

Face à un inconscient

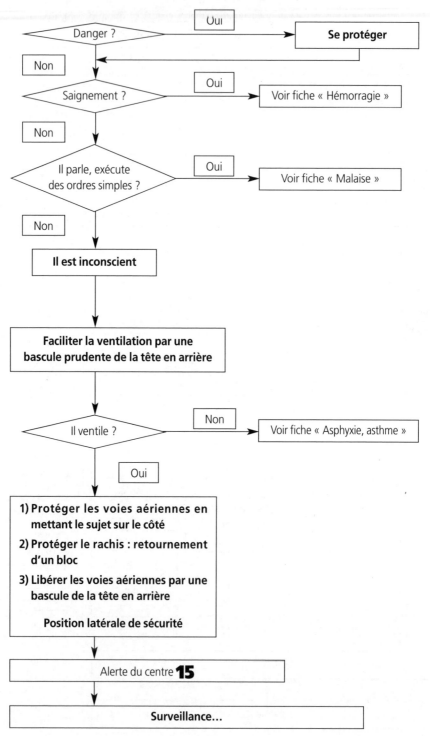

Deuxième partie
Pathologies

Abcès dentaire

LA DEMANDE

La personne présente une douleur dentaire depuis quelques jours.

LES SIGNES

- Douleur plus ou moins intense, unilatérale, maximale en fin de journée ;
- Dysphagie : difficulté pour avaler ;
- Fièvre ;
- Ganglion sous angulo-maxillaire douloureux ;
- Trismus parfois ;
- Tuméfaction de la gencive ;
- Gingivo-stomatite.

SIGNES DE GRAVITÉ

■ Antécédents

En cas de maladie des valves cardiaques, il y a une risque accru d'infection des valves.

■ Extension

Elle peut se faire :
- vers le plancher de la bouche : langue repoussée du coté opposé ;
- vers la face : cellulite faciale, œdème vers la joue, les ailes du nez, la paupière inférieure et vers le cou.

LA CONDUITE À TENIR

■ Sans signes de gravité

Effectuer un bain de bouche (Alodont®…).
Appliquer un gel gingival : Pansoral®, Nifluril® gel buccal…
Adresser le patient en consultation médicale afin d'instaurer un traitement antibiotique.

■ **Avec signes de gravité**

Une hospitalisation peut être nécessaire.
Ne pas administrer d'anti-inflammatoires, car ils facilitent la diffusion de l'infection.

LES PIÈGES

Un traitement anti-inflammatoire seul fait courir un risque de diffusion septique

POUR EN SAVOIR PLUS

Dandrau J.-P., Tavera E., Payement G. « Infections aiguës et graves d'origine dentaire », *Urgences, Encycl. Méd. Chir.* Paris : Éditions techniques, 1996, 24-157-A-10.

Accident vasculaire cérébral

LA DEMANDE

Les accidents vasculaires cérébraux (AVC) peuvent présenter des formes diverses.
L'incidence de l'AVC est en France est de 145 pour 100 000 habitants. Elle augmente nettement avec l'âge. L'âge moyen de survenue est de 73 ans, mais 5 à 6 % des patients ont moins de 55 ans.
Les registres hospitaliers mis en place depuis quelques années ont permis de préciser les mécanismes des AVC :
- 80 % correspondent à un infarctus cérébral (lié à un caillot ou thrombus cérébral) ;
- 15 % à une hémorragie cérébrale (liée à une malformation vasculaire ou à une poussée hypertensive) ;
- 5 % à une hémorragie méningée (liée à une malformation vasculaire le plus souvent).

LES SIGNES

On peut trouver un grand nombre de signes neurologiques en fonction de la localisation de l'accident au niveau cérébral :
- aphasie (suspension de la parole) ;
- jargonophasie (langage incompréhensible) ;
- déviation tonique de la tête et des yeux ;
- hémiplégie (paralysie du membre supérieur et inférieur du même côté, avec perte de la motricité et de la sensibilité) ;
- hémianopsie (perte de la moitié du champ visuel du même côté que l'hémiplégie) ;
- dysarthrie (trouble de l'articulation, d'où une parole difficilement compréhensible) ;
- monoparésie sensori-motrice du membre inférieur (déficit localisé à un membre).

Mais aussi :
- cécité monoculaire transitoire, diplopie (le patient « louche ») ;
- vertiges vrais ;
- confusion...

Tout déficit neurologique brutal localisé doit être considéré comme un accident vasculaire cérébral.
Les troubles peuvent ne pas persister, on parle alors **« d'accident ischémique transitoire » (AIT).**

SIGNES DE GRAVITÉ

Ils sont associés aux troubles précédents :
- troubles de la déglutition ;
- troubles de la vigilance ;
- crise convulsive ;
- inconscience ou coma.

LA CONDUITE À TENIR

Tout patient suspect d'AVC doit bénéficier en urgence d'un scanner cérébral. Il doit être hospitalisé en urgence. On fera donc appel au SAMU, centre 15, pour le transport du malade.

LES PIÈGES

Certaines affections peuvent simuler un AVC :
- hypoglycémie ;
- tumeurs cérébrales ;
- sclérose en plaques à révélation pseudovasculaire ;
- méningo-encéphalites sans signes infectieux initialement.

POUR EN SAVOIR PLUS

Bogousslavsky J., Bousser M.-G., Mas J.-L. *Accidents vasculaires cérébraux.* Paris : Doin, 1993.

Agitation (crise d')

LA DEMANDE

C'est une augmentation de l'activité motrice, inadaptée, désordonnée, avec perte de contrôle des pensées et des actes.
Dans certains cas, il s'agit d'un véritable acte de fureur avec violence et agressivité.

LES SIGNES

Ils sont souvent associés :
- hyperactivité ;
- incohérence, conduite perturbée ;
- discours paranoïaque et délirant ;
- hallucinations ;
- colère, menaces, agressivité ;
- opposition, hostilité, non-coopération.

L'interrogatoire de l'entourage est primordial pour :
- préciser les antécédents, les circonstances d'apparition et le mode de début des troubles ;
- permettre parfois de dédramatiser la situation et de faire céder des comportements extérieurs ayant provoqué, voire entretenu la situation.

SIGNES DE GRAVITÉ

Le comportement agressif vis-à-vis de lui-même ou d'autrui et le discours paranoïaque imposent l'intervention rapide d'une équipe médicalisée pour sédater le malade et l'hospitaliser sous un régime de contrainte légale dans un milieu spécialisé avec hospitalisation à la demande d'un tiers ou hospitalisation d'office.

LA CONDUITE À TENIR

Dans un premier temps il s'agit d'éviter les actes de violence :
- essayer de se montrer amical, se présenter et proposer son aide ;
- user de calme et de persuasion ;

- il est possible d'être ferme et d'utiliser des menaces verbales, mais il ne faut pas être agressif.

Ne jamais se laisser isoler avec le patient, il faut toujours anticiper son agressivité et prévoir une solution de fuite ou de repli en sécurité. **Ne jamais rester seul** avec le patient.

Le patient doit ensuite être orienté vers les urgences hospitalières les plus proches, pour établir un diagnostic, et apporter des soins adaptés.

Ne pas hésiter en cas d'agressivité à faire appel à du personnel en renfort (pompiers, SAMU, voire forces de police) pour maîtriser le patient. La contention mécanique est rarement nécessaire et la contention chimique par les neuroleptiques est souvent suffisante.

LES PIÈGES

Il faut rechercher systématiquement des signes neurologiques soit diffus soit en foyer qui orienteront vers une pathologie organique.

Toute la difficulté consiste à ne pas méconnaître une pathologie organique qui nécessite un traitement spécifique alors que les troubles psychiatriques bénéficieront d'un traitement symptomatique initial.

Angine de poitrine (angor)

LA DEMANDE

Le patient se plaint d'une douleur thoracique.
Elle est liée à un rétrécissement du calibre des artères coronaires, qui provoque un défaut d'irrigation et donc d'oxygénation du muscle cardiaque (myocarde).

LES SIGNES

Cette douleur :
- est constrictive en étau ou en barre ;
- localisée au niveau du sternum ;
- part vers les épaules, la mâchoire inférieure ou les avant-bras (discrète prédominance gauche) ;
- survient à l'effort ;
- cède en 15 min au repos ou avec un dérivé nitré donné en sublingual.

Le patient peut présenter des facteurs de risque de maladie coronarienne :
- **tabagisme ;**
- hypercholestérolémie non traitée ;
- hypertension artérielle ;
- diabète insulinodépendant ou non ;
- sédentarité ;
- antécédents familiaux d'infarctus du myocarde.

Souvent, le patient a déjà un traitement à visée coronarienne :
- dérivés nitrés : trinitrine (Lénitral®), isosorbide dinitrate (Risordan®)…
- béta-bloquants : aténolol (Ténormine®), acébutolol (Sectral®), métroprolol (Seloken®)…
- inhibiteurs des canaux calciques : amlodipine (Amlor®), vérapamil (Isoptine®), diltiazem (Tildiem®)…

SIGNES DE GRAVITÉ

L'aggravation va se traduire par des crises répétées de plus en plus rapprochées.
Puis les crises surviennent au repos. On parle alors de syndrome de menace.
Enfin, ce syndrome de menace dégénère en infarctus du myocarde (voir fiche « Infarctus du myocarde »).

LA CONDUITE À TENIR

Devant une douleur récente, si le patient n'a pas son traitement sur lui, l'administration d'une bouffée de dérivés nitrés pourra être effectuée (Natispray® ou Lenispray®).
Installer la victime en position demi-assise.
Si la douleur cède complètement, et est isolée, le patient sera adressé à son médecin traitant.
Si la douleur ne cède pas complètement ou est répétitive dans la journée, le patient sera adressé sur un centre de cardiologie après appel du SAMU, centre 15.

LES PIÈGES

Toutes les douleurs thoraciques ne sont pas des traductions de maladie coronarienne : les douleurs abdominales avec irritation du péritoine peuvent présenter les caractères d'une douleur d'angor. Néanmoins, dans le doute, le patient sera toujours dirigé vers une structure médicale où l'on pourra lui faire un électrocardiogramme en urgence.

POUR EN SAVOIR PLUS

Bourdarias J.-P., Cacoub P., Bierling P. *Pathologie cardiaque et vasculaire*. Paris : Médecine-Sciences Flammarion, 1998.
Gandjbakhch I., Ollivier J.-P., Pavie A. *Maladie coronaire*. Paris : Arnette-Blackwell, 1995.

Appendicite (crise douloureuse)

LA DEMANDE

Le patient se plaint d'une vive douleur abdominale. La douleur est associée à des vomissements.

LES SIGNES

Le patient présente une douleur abdominale située le plus souvent à droite.
Il n'a jamais bénéficié d'une appendicectomie.
Il existe parfois une fièvre peu élevée à 38-38,5 °C.
Parfois on note un ralentissement du transit alimentaire.

SIGNES DE GRAVITÉ

La douleur est intense et diffuse à l'ensemble de l'abdomen.
La fièvre peut être élevée avec des frissons.
Il apparaît des vomissements. On peut observer un arrêt des matières et des gaz, témoignant d'un iléus réflexe.

LA CONDUITE À TENIR

Le patient doit toujours être orienté vers une consultation médicale en urgence ou une hospitalisation en présence de signes de gravité.
Il ne faut pas donner d'antalgiques : cela peut masquer les signes cliniques, rassurer à tort le patient et retarder le traitement chirurgical.
La pose d'une vessie de glace sur l'abdomen peut suffire à calmer la douleur.
Le patient doit rester strictement à jeun pour ne pas retarder une éventuelle intervention chirurgicale.

LES PIÈGES

Chez la femme jeune, on éliminera, par une consultation gynécologique en urgence, une grossesse extra-utérine droite en voie de fissuration.

L'appendicite est rare avant l'âge de 4 ans ; les infections rhino-pharyngées chez le nourrisson peuvent présenter un tableau clinique de douleur abdominale faisant évoquer une appendicite.

L'appendice a une position anatomique qui peut varier sur le cæcum ; il existe des formes cliniques trompeuses avec des douleurs de siège variable au sein de l'abdomen.

POUR EN SAVOIR PLUS

Dehaye B., Menegaux F. « Appendicites aiguës », *in* Carli P., Riou B. *Urgences médico-chirurgicales de l'adulte.* Paris : Arnette-Blackwell, 1992, 374-380.

Arrêt cardio-ventilatoire

LA DEMANDE

Le sujet est découvert inanimé, sans réaction.

LES SIGNES

Trois signes sont essentiels :
- le patient est **inconscient,** immobile, il ne répond pas aux stimulations ;
- il n'a **aucun mouvement ventilatoire,** aucun souffle ne sort de sa bouche ;
- le **pouls carotidien est absent.**

LA CONDUITE À TENIR

On écarte rapidement le risque de suraccident (on coupe l'électricité sur un accident électrique, on sort le patient d'une pièce enfumée…).

■ L'examen de la victime

Devant une victime inconsciente :
- on assure la liberté des voies aériennes supérieures ;
- on vérifie l'absence de mouvement ventilatoire ;
- on pratique 2 insufflations par bouche à bouche.

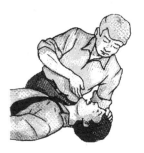
1

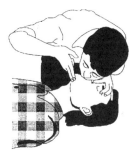
2

On alerte le plus rapidement possible les secours médicalisés.

Le pouls carotidien est absent.
On pratique alors un massage cardiaque externe.

■ Massage cardiaque externe

La victime est allongée sur un **plan dur** (le sol par exemple).
Écarter le bras à angle droit et se placer à genou à cheval sur ce bras contre la victime.
Placer le talon d'une main sur le haut de la moitié inférieure du sternum, les doigts relevés.
Placer l'autre main sur la première.

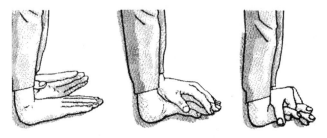

Effectuer une poussée régulière de 3 à 5 cm, les bras tendus, puis relâcher complètement sans décoller les mains.
Réaliser des cycles successifs de 15 compressions thoraciques alternées avec 2 insufflations chez l'adulte.

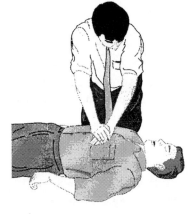

On contrôle la reprise du pouls toutes les 2 minutes.

À deux sauveteurs vous alternerez
5 compressions avec 1 insufflation.

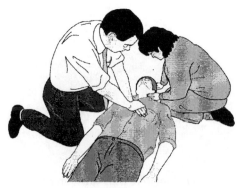

On n'arrête ni le bouche-à-bouche ni le massage cardiaque jusqu'à l'arrivée des secours médicalisés, sauf si le pouls repart : on arrête alors les compressions thoraciques et on continue les insufflations.
Si on dispose d'oxygène et que l'on sait ventiler au masque, on remplacera la ventilation au bouche à bouche par une ventilation au masque avec un débit de 15 litres par minute d'oxygène.

POUR EN SAVOIR PLUS

Guide du Sauveteur. Croix-Rouge Française, 1993.
« Premiers secours. Cahier pratique n° 1 ». *Le Moniteur des pharmacies,* n° 2290, 23 janvier 1999.

Asphyxie, asthme

LA DEMANDE

La personne se présente avec une sensation d'étouffement.

LES SIGNES

Le spasme des bronches (contraction) crée un frein à l'expiration, l'expiration est **lente** et **sifflante (bronchospasme).**
C'est rarement la première crise, et la personne a commencé un traitement bronchodilatateur (Ventoline®, Serevent®, Atrovent®, Bricanyl®...).

SIGNES DE GRAVITÉ

Ce sont les suivants :
- sueurs (dues à l'augmentation du CO_2 sanguin) ;
- cyanose (diminution de l'O_2 sanguin) ;
- incapacité de parler (épuisement) ;
- troubles de la conscience, angoisse, agitation ;
- tête rentrée dans les épaules par l'effort et la mise en jeu des muscles accessoires pour respirer (« signe de la tortue ») ;
- déjà hospitalisé dans un service de réanimation pour le même problème ;
- fréquence ventilatoire accélérée > 30 / min (normale : 12 à 20 respirations par minute pour un adulte au repos) ;
- pause ventilatoire (arrêt de la ventilation pendant au moins 10 secondes) ou arrêt ventilatoire.

LA CONDUITE À TENIR

Installer la personne en position demi-assise ou **assise.**
Délivrer (sur prescription téléphonique par le médecin du SAMU, centre 15) de **l'oxygène** à haut débit en attendant les secours : 15 litres / min.
Faciliter la prise du traitement, **penser à utiliser une chambre d'inhalation.**

Rassurer.
Alerter le SAMU, centre 15.
Surveiller la conscience et la ventilation.
Toute crise d'asthme qui ne cède pas complètement avec le traitement habituellement motive la venu d'un médecin.

LES PIÈGES

L'asthme est une maladie mortelle : 2 000 décès par an en France.
Comme pour toute maladie chronique, le patient minimise souvent les signes en disant « ça va passer ».
La première crise chez une personne âgée peut être une poussée d'insuffisance cardiaque avec œdème aigu du poumon.

POUR EN SAVOIR PLUS

Goulon M. « Les insuffisances respiratoires aiguës », *in Les Urgences*. Paris : Maloine, 1985, 87-138.

Baisse de l'acuité visuelle

LA DEMANDE

Le patient se plaint d'une baisse rapide ou brutale de la vue.
L'œil est composé de différentes structures (cornée, chambre antérieure, iris, cristallin, vitré, rétine, nerf optique) dont le but est la vision nette. L'atteinte de n'importe quelle structure du globe peut entraîner une baisse de l'acuité visuelle, les lésions de plusieurs structures s'additionnant pour donner un déficit généralement important.

LES SIGNES

La baisse de l'acuité visuelle peut être :
- uni- ou bilatérale ;
- totale ou partielle ;
- d'apparition brusque ou progressive (en quelques jours ou quelques semaines) ;
- régressive ou permanente.

Elle s'accompagne de flou visuel, de « mouches volantes ».
Le patient peut décrire une sensation de « pluie de suie ».
Des signes fonctionnels généraux comme de la fièvre ou des céphalées peuvent être retrouvés.

SIGNES DE GRAVITÉ

Il faut rechercher :
- des rougeurs, une douleur (glaucome aigu, iridocyclite…) ;
- des phosphènes (éclairs lumineux, signes d'atteinte de la rétine) ;
- des symptômes d'un syndrome maculaire : métamorphopsies (vision déformée, ondulée).

LA CONDUITE À TENIR

La baisse de l'acuité visuelle est toujours un motif de consultation ophtalmologique en urgence.

En cas de sensation de prurit oculaire on ne délivrera au patient que du sérum physiologique pour atténuer ses démangeaisons.
En présence de signes de gravité, le sujet doit consulter en extrême urgence en milieu ophtalmologique hospitalier.

LES PIÈGES

Un traumatisme oculaire peut provoquer une baisse de l'acuité visuelle, celle-ci pouvant se manifester progressivement plusieurs semaines après l'accident (cataracte post-traumatique).

POUR EN SAVOIR PLUS

Votan P., Lachkar Y. *Guide pratique d'ophtalmologie.* Paris : Éditions Vernazobres-Greco, 1993.
Pathologie de la rétine. Monographie. Paris : Rev Prat, 1996 ; 46 : 1706-64.
Toulemont P.-J., Catros A. *Baisse récente de l'acuité visuelle.* Paris : Rev Prat 1993 ; 43 : 350-8.

Bradycardie (pouls lent)

LA DEMANDE

Le sujet se plaint d'une sensation de malaise, avec sueurs.

LES SIGNES

Le pouls est lent, de fréquence inférieure à 50 battements par minute.
Le sujet est pâle.
Souvent, sa pression artérielle baisse et le patient est nauséeux (avec ou sans vomissements).
Le malaise vagal est un ralentissement du pouls causé par la stimulation du nerf vague (ou pneumogastrique) qui se caractérise par les signes ci-dessus.
Les syndromes douloureux (surtout abdominaux), une compression abdominale, un infarctus du myocarde sont des mécanismes classiques de stimulation du nerf vague.
La syncope vagale est un malaise avec perte de connaissance brutale. Le patient chute, et une fois allongé se réveille. Il reste fatigué, il est pâle.
Avant la syncope, certains signes sont annonciateurs : acouphènes, nausées, voile devant les yeux, oppression thoracique parfois palpitations.

SIGNES DE GRAVITÉ

L'association bradycardie et douleur thoracique (ou épigastrique) fait craindre la constitution d'un infarctus du myocarde de territoire inférieur ou diaphragmatique.
La persistance d'une bradycardie nécessite une prise en charge médicale et la recherche d'une éventuelle hémorragie interne.

LA CONDUITE À TENIR

Devant une bradycardie ou un malaise vagal, le patient sera allongé à plat dos. En cas de persistance du malaise, il faut lui surélever les membres inférieurs.

Malgré le caractère souvent bénin des bradycardies paroxystiques, le sujet doit bénéficier d'un examen électrocardiographique en urgence, l'appel au centre 15 est donc nécessaire pour la prise en charge du patient.
De même, en présence des signes de gravité cités ci-dessus, le patient sera pris en charge par une équipe médicale du SAMU.

LES PIÈGES

Il ne faut jamais négliger un malaise avec bradycardie ou une syncope même si le retour à l'état initial du sujet est rapide ; il peut en effet masquer un trouble du rythme cardiaque ou un infarctus du myocarde débutant.

POUR EN SAVOIR PLUS

Brusset A. « Syncopes et lipothymies », *in* Carli P., Riou B. *Urgences médico-chirurgicales de l'adulte.* Paris : Arnette-Blackwell, 1992, 28-36.

Brûlures

LA DEMANDE

La personne s'est brûlée récemment et se présente à l'officine.

LES SIGNES

- Couleur de la peau : rouge, blanche ou noirâtre ;
- Bulles, cloques, décollement cutané ;
- Douleur.

LES SIGNES DE GRAVITÉ

- **Profondeur :**
    - rougeur (1er degré) pas de gravité ;
    - décollement de l'épiderme (2e degré) ;
    - disparition complète de l'épiderme (3e degré) ;

- **Localisation :**
    - les plis (risque de cicatrices rétractiles avec perte du mouvement de la zone de pli) ;
    - les orifices naturels (bouche, périnée) ;
    - les yeux ;

- **Terrain :** risque infectieux chez le diabétique, le jeune enfant et la personne âgée ;

- **Étendue :** on mesure la surface totale brûlée aux 2e et 3e degrés (addition des bulles) :
    - si la surface totale est supérieure à la moitié de la paume de la main de la personne brûlée, il s'agit d'une brûlure grave ;
    - la surface de la face palmaire de la main de la personne représente 1 % de la surface corporelle ;
    - une hospitalisation est nécessaire pour une surface brûlée (au minimum du deuxième degré) de 10 % chez l'enfant et de 20 % chez l'adulte.

LA CONDUITE À TENIR

Dans tous les cas de brûlure thermique récente de moins de 15 min : refroidir par un arrosage pendant 5 min avec de l'eau ruisselante (au robinet) à 10-15°.
En cas de brûlure simple (absence de signe de gravité) :
- antisepsie : antiseptique à large spectre (hypochlorite de soude, dérivé iodé) et/ou pommade cicatrisante (Biafine® ou Flammazine®) ;
- couvrir avec un pansement non adhérent ;
- vérifier la **vaccination antitétanique ;**
- surveiller et orienter vers une consultation médicale s'il y a apparition de signes d'inflammation : rougeur, douleur, gonflement, chaleur et présence de pus.

En cas de brûlure grave (au moins un des signes de gravités) :
- couvrir avec un pansement non adhérent ;
- mettre au repos, proposer à la personne de s'allonger ou la laisser dans la position où elle se sent le mieux, éviter un appui sur la zone brûlée ;
- avoir un avis médical (médecin traitant, secours publics 15 ou 18).

Cas particuliers :
- brûlure chimique : arrosage jusqu'à l'arrivée des secours (mécanisme de refroidissement et de dilution) ;
- brûlure électrique : c'est une brûlure interne sur le trajet du courant (danger plus important en cas de localisation au niveau de l'œil ou chez la femme enceinte), une consultation médicale est obligatoire ;
- brûlure interne :
    – au niveau du tube digestif : surtout ne pas faire vomir, ne pas faire boire, ne pas administrer d'antidote, la prise en charge sera médicale ;
    – au niveau des voies aériennes par inhalation (respiration de gaz ou de fumée) : c'est la conduite à tenir face à une détresse ventilatoire : position demi-assise et alerte des secours.

LES PIÈGES

Une grande surface brûlée entraîne une perte importante de sérum : la personne présentera des signes de détresse circulatoire (voir fiche « Hémorragie »).

POUR EN SAVOIR PLUS

Guibaut J. et Carsin H. « Réanimation d'urgence des grands brûlés », *Urgences, Encycl. Méd. Chir.* Paris : Éditions techniques, 1992, 24-116-E-20, 10 p.
Croix-Rouge française, *Premiers secours en équipe, Guide de l'équipier,* Éditions de la Croix-Rouge française, SAD, 23-25 rue d'Épluches, 95310 Saint-Ouen-l'Aumône.

Brûlures oculaires

LA DEMANDE

Le patient se plaint, par exemple, d'une projection de produits chimiques au niveau de l'œil.

LES SIGNES

Ils dépendent de la nature de la brûlure :
- **brûlures chimiques :** la projection de caustique peut être à l'origine de lésions conjonctivales ou cornéennes graves ;
- **brûlures physiques :**
    - brûlures **thermiques :** la brûlure est d'emblée maximale ; elle atteint la paupière et la cornée ;
    - brûlures **par courant électrique :** elle entraîne de gros délabrements palpébraux oculaires et souvent une cataracte (opacification du cristallin) ;
    - brûlures **par rayonnement ou uvéite :** elles s'observent après exposition solaire sur la neige ou après l'utilisation de poste de soudure à l'arc et cela sans protection ; la gêne est limitée à un picotement au décours de l'accident qui devient vite intolérable et qui s'accroît au cours des heures qui suivent. La douleur est intense avec larmoiement, photophobie. Elle nécessitera toujours un bilan ophtalmologique.

SIGNES DE GRAVITÉ

Les brûlures chimiques sont graves d'emblée et à long terme. Les acides entraînent une coagulation des protéines limitant la brûlure oculaire. Les brûlures par bases sont plus sévères car leur pouvoir de pénétration à l'intérieur du globe peut persister plusieurs heures.
L'évolution, même après traitement, est marquée par de graves séquelles fonctionnelles, l'atteinte de la cornée nécessitera souvent une greffe cornéenne.

LA CONDUITE À TENIR

Dans le cadre de brûlures chimiques : le rinçage abondant à l'eau, immédiat, des surfaces oculaires, est indispensable, sans attendre un examen ophtalmologique : « laver, laver, laver ! ». Le lavage se fait paupières ouvertes. Il faut toujours connaître la nature et la concentration du produit responsable. Puis le patient est hospitalisé dans un service d'ophtalmologie.
Pour les autres brûlures, le patient doit être hospitalisé en extrême urgence dans un service de chirurgie ophtalmologique.
Pour le transport il est conseillé d'effectuer un pansement occlusif sur l'œil atteint (voir fiche «œil traumatique »).

LES PIÈGES

Il faut toujours vérifier qu'il n'y ait pas, associée à la brûlure, la pénétration intraoculaire d'un corps étranger : éclat de verre, par exemple.

POUR EN SAVOIR PLUS

Morax S., « Traumatologie oculaire », *in* Pouliquen Y. *Précis d'ophtalmologie*. Paris : Masson, 1984, 461-478.

Bulle

LA DEMANDE

La personne présente un décollement cutané localisé.

LES SIGNES

La bulle a un diamètre supérieur à 5 mm (en dessous, on parle de vésicule).
Le liquide à l'intérieur est clair, translucide (s'il est trouble, laiteux, c'est une pustule).
Il y a plusieurs modes d'apparition :
- **zone de frottement :** il s'agit d'une brûlure du 2e degré (voir fiche « Brûlures »), ampoule ou phlyctène ;
- rechercher une sensation d'échauffement, la notion de piqûre d'insecte (voir fiche « Piqûre d'hyménoptère ») ;
- **apparition spontanée :**
    - rechercher une prise médicamenteuse : sulfamides, anticomitiaux, AINS, allopurinol ;
    - décollement cutané déclenché en frottant légèrement la peau : toxidermie bulleuse (syndrome de Lyell).

SIGNES DE GRAVITÉ

Une bulle secondaire à une piqûre d'araignée ou d'insecte est liée à une réaction d'hypersensibilité retardée type IV (équivalent de la réaction à la tuberculine).
Pour la **toxidermie,** il faut tenir compte de :
- la surface atteinte ;
- le grand âge ;
- l'atteinte viscérale : décollement interne des muqueuses ;
- une infection par VIH (toxidermie 1 000 fois plus fréquente que chez sujet sain).

LA CONDUITE À TENIR

Pour la bulle :
- **désinfecter** (voir fiche « Plaies simples et plaies graves ») ;
- **rassurer ;**
- **surveiller.**

Pour la toxidermie :
- **mettre au repos :** allonger la personne comme pour une brûlure ;
- **éviter les frottements ;**
- **emballer** stérilement les bulles avec des compresses non adhérentes (Mélolin®) ;
- **arrêter le médicament ;**
- **alerter ;**
- **l'hospitalisation** est obligatoire : le traitement est celui d'un brûlé du deuxième degré avec une grande surface brûlée.

LES PIÈGES

La toxidermie vue au début : quelques bulles, bien interroger sur les traitements.

POUR EN SAVOIR PLUS

Laurent J., Guinnepain M.-T. et Sauvaget J. « Réactions allergiques cutanées en urgence », *Encycl Méd Chir, Urgences.* Paris : 1995, 24-214-A-10, 8 p.

Dockx P., Lateur N., Meinardi M., *Dermatologie générale,* CD-Rom, coll. « Médi-Média », Le Généraliste éditions, 1995-1996.

Caustiques (ingestion de)

LA DEMANDE

Il s'agit d'une ingestion volontaire ou accidentelle de bases ou d'acides (produits ménagers ou à usage industriel ou agricole). Ce type d'intoxication est source d'une grande mortalité ou de séquelles fonctionnelles importantes.

LES SIGNES

Les **bases** provoquent une **nécrose extensive** s'étendant en profondeur, alors que les **acides** entraînent une **nécrose de coagulation superficielle**.
Les lésions affectent surtout la bouche, le pharynx, l'œsophage et l'estomac.
On retrouve donc des traces de brûlures :
- sur la face ;
- au niveau des lèvres ;
- dans la bouche et le pharynx (zones érythémateuses saignant au contact, langue dépapillée...).

Il existe des douleurs (buccale, rétro-sternale, épigastrique...).
Le sujet a parfois des nausées ou des vomissements.

SIGNES DE GRAVITÉ

L'apparition de signes respiratoires (dyspnée croissante due à un œdème de la glotte provoqué par une brûlure laryngée) ou de signes de choc hémorragique (en particulier en cas d'ingestion massive) signent la gravité de l'intoxication.
Toute ingestion de caustique est une intoxication potentiellement grave.
À noter que l'eau de Javel diluée du commerce provoque rarement des lésions graves. En revanche, **les produits dits « plus » sont plus dangereux.**

LA CONDUITE À TENIR

Il est très important d'**identifier le produit** et de pouvoir estimer la quantité ingérée (en cas de besoin, demander à la famille ou à l'entourage d'aller rechercher le flacon ou tout indice utile).

On place le sujet en position semi-assise pour assurer une bonne ventilation (ou en PLS en cas de troubles de la conscience ou de vomissements).
Il faut rassurer le patient, lui ôter les vêtements contaminés et laver la peau.
Si on en dispose, on administre de l'oxygène au masque (5 litres par minute minimum).
Interdiction de donner un antidote quelconque, interdiction formelle de faire vomir (deuxième passage pouvant aggraver les lésions).
Ne rien administrer par la bouche.
Appel immédiat au SAMU pour la prise en charge rapide du patient et pour obtenir les conseils d'action spécifiques au toxique en attendant les secours médicalisés.
Il est **inutile** d'appeler le centre anti-poison, l'hospitalisation du patient en milieu spécialisé étant indispensable. De plus, le médecin régulateur du SAMU sera plus apte à vous conseiller et à diriger le sujet vers le service hospitalier adapté.

LES PIÈGES

Les lésions ne sont pas proportionnelles à la quantité de caustique ingérée.
Certains produits (notamment ceux contenant des solvants) peuvent entraîner des signes d'aggravation secondaire chez un patient au départ paucisymptomatique.

POUR EN SAVOIR PLUS

« Tox-In », site Internet du Centre anti-poison de Grenoble : http://www.egora-sante.com puis Tox-In.
Bismuth C., Baud F. *et all*. *Toxicologie clinique*. Paris : Médecine-Sciences Flammarion, 2000.
Fiches toxicologiques de l'Institut national de recherche et de sécurité (INRS), Paris.
Site Internet de l'INRS : http://www.inrs.fr.

Céphalées et migraines

LA DEMANDE

Le sujet se plaint de maux de tête de survenue brutale et inhabituelle.
La céphalée est un symptôme extrêmement fréquent ; on estime qu'elle motive plus de 2 % des consultations de médecine générale.
Parmi les causes de céphalées, la migraine est une affection très répandue : elle touche environ 12 % des adultes et prédomine nettement chez les femmes, qui sont atteintes deux à trois fois plus souvent que les hommes.

LES SIGNES

■ Migraine

La crise est souvent annoncée par des prodromes : troubles de l'humeur, asthénie, somnolence, sensation de faim, constipation.
La céphalée atteint son maximum en quelques heures ; elle peut débuter à n'importe quel moment de la journée, et il n'est pas rare que le malade se réveille avec.
Elle peut se terminer avec le sommeil ou se prolonger sur plusieurs jours.
Elle est souvent pulsatile, classiquement unilatérale (hémicrânie), mais peut être bilatérale.
D'intensité variable, souvent sévère, elle gêne ou oblige à cesser l'activité quotidienne.
Elle est aggravée par les efforts, la lumière, le bruit, et soulagée par le repos, le calme et l'obscurité.
Elle s'accompagne généralement de nausées et vomissements — qui font parfois parler à tort de « crise de foie » — de photophobie, phonophobie, d'une asthénie extrême, de troubles de l'humeur.
On observe souvent une pâleur du visage, une saillie anormale des vaisseaux temporaux superficiels, plus rarement une obstruction ou un écoulement nasal, une hyperlacrymation.
Parfois, elle est précédée de troubles visuels, l'aura, dont les deux principales manifestations sont le scotome scintillant (point lumineux et scintillant s'étendant par un de ses côtés vers la périphérie du champ visuel) et les phosphènes (impression de taches, zigzags, ou éclairs).

■ **Céphalées en « coup de piolet »**
Ce sont des douleurs extrêmement brèves et aiguës ressenties comme des « coups de poignard » ou en « coup de piolet ».

■ **Céphalées liées à la toux**
Elles sont bilatérales, de survenue soudaine, durant moins d'une minute après un effort de toux.

■ **Céphalées d'effort**
Elles doivent également faire l'objet d'une enquête étiologique approfondie, car bien des céphalées symptomatiques peuvent s'exacerber à l'effort.

■ **Céphalées sexuelles bénignes**
Elles apparaissent soit progressivement, soit brutalement au moment de l'orgasme.

SIGNES DE GRAVITÉ

L'apparition de troubles de la conscience ou d'un syndrome méningé signe l'existence d'un processus intracrânien (hémorragique ou tumoral) qui nécessite l'intervention d'une équipe médicalisée et une hospitalisation avec examen tomodensitométrique en urgence (voir fiche « Méningite et syndrome méningé de l'enfant »).

LA CONDUITE À TENIR

En dehors des signes de gravité, le traitement des céphalées bénignes est semblable à celui de la crise migraineuse débutante. Il repose sur l'utilisation des **antalgiques et des anti-inflammatoires non stéroïdiens (AINS).**
Quelques gestes simples peuvent aider à soulager la céphalée : application de froid ou de chaleur sur le crâne, pression sur la tempe, repos à l'abri du bruit et de la lumière.
Quatre groupes de substances ont une efficacité démontrée dans le traitement de la crise migraineuse :
- **Antalgiques :** aspirine, paracétamol, phénacétine, dextropropoxyphène ;
- **anti-inflammatoires :** ibuprofène (Brufen®, Nureflex®, Advil®...), naproxène (Naprosyne®, Apranax®), flurbiprofène (Cebutid®), acide méfénamique (Ponstyl®), diclofénac (Voltarène®), indométacine (Indocid®) ;
- **dérivés de l'ergot de seigle :** tartrate d'ergotamine (Gynergène® caféiné : cp à 1 mg, supp. à 2 mg ; Migwell®: cp à 2 mg), dihydroergotamine (Dihydroergotamine-Sandoz® injectable IM, SC ou IV ; Diergo®-Spray nasal) ;
- **sumatriptan :** Imigrane®: cp à 100 mg, injection SC à 6 mg.
Certains médicaments adjuvants sont susceptibles d'augmenter l'efficacité des traitements de crise : la caféine, les anxiolytiques, les antiémétiques.

Chez les migraineux qui souffrent de nausées et de vomissements, la voie orale est à déconseiller au profit des voies rectale, nasale ou injectable.
Les traitements doivent être pris dès le début de la crise ; au moment de l'aura, il est préférable d'utiliser de l'aspirine ou des AINS.
Les prises de médicaments de crise ne doivent pas être trop fréquentes, en raison de la toxicité propre des substances et surtout du risque d'accoutumance et d'apparition d'une céphalée chronique avec abus médicamenteux.

LES PIÈGES

Lorsque la survenue de la céphalée est très brutale, en « coup de tonnerre », il est nécessaire d'éliminer un anévrisme (malformations vasculaires pouvant saigner).
Avant d'en affirmer le caractère bénin, il importe d'éliminer une pathologie intracrânienne, en particulier les malformations de la base du crâne et les tumeurs.
Chez un migraineux, des céphalées inhabituelles par leur territoire, leur intensité ou leur résistance aux traitements usuels imposent une consultation médicale en urgence.

POUR EN SAVOIR PLUS

Henry P., Dousset V. « La migraine », *Impact Médecin Hebdo*, 1998, 431 : 1-12.

Choc anaphylactique

LA DEMANDE

Dans un contexte évocateur : piqûre de guêpe, administration d'un médicament, d'un produit de contraste (iode), le patient présente une grande fatigue avec malaise et gêne ventilatoire.

LES SIGNES

C'est une allergie de type I.
L'histoire retrouve :
- le produit qui a déclenché l'allergie ;
- des antécédents allergiques identiques ;
- une hospitalisation pour des circonstances identiques.

Le patient présente un état de choc :
- pression artérielle effondrée ;
- tachycardie ;
- extrémités chaudes ;
- polypnée : fréquence ventilatoire supérieure à 20 par minute.

SIGNES DE GRAVITÉ

Aux signes précédents se rajoutent :
- perte de connaissance ;
- arrêt cardio-ventilatoire.

LA CONDUITE À TENIR

Mettre la personne au repos, **l'allonger,** lui surélever les jambes.
Alerter le SAMU, centre 15.
Couvrir.
Surveiller.

Il n'y a pas d'alternative à l'adrénaline (éphédrine) : avis obligatoire du médecin régulateur du SAMU.

■ **Anahelp®** 1 mg/ml : adulte et enfant de plus de 6 ans : 0,01 mg/kg.

■ **Anakit®** 1 mg/ml : prescrite par un médecin, la personne doit connaître parfaitement les conditions d'utilisation.
Seringue graduée de 0,1 ml en 0,1 ml.
Adulte : 0,3 ml en sous-cutané, face antérolatérale de la cuisse.
Enfant :
- moins de 2 ans (moins de 12 kg) : 0,05 à 0,10 ml ;
- de 2 à 6 ans (12 à 18 kg) : 0,15 ml ;
- de 6 à 12 ans (18 à 33 kg) : 0,20 ml.

LES PIÈGES

Le traitement par bêtabloquant bloque l'effet de l'adrénaline ; il faut alors augmenter les doses.

POUR EN SAVOIR PLUS

Recommandation de la Société francophone des urgences médicales (SFUM) - ouvrage 99 - *Protocoles : Urgences Plans et schémas Thérapeutiques 99,* Éditions scientifiques L & C, 1999.

Coliques abdominales

LA DEMANDE

Le patient présente des douleurs abdominales intenses et diffuses.

LES SIGNES

Les douleurs sont variables dans leur intensité, avec des paroxysmes.
Elles migrent sur le trajet du cadre colique, irradiant parfois vers le dos ou les épaules.
Des bruits hydroaériques peuvent s'entendrent.
Le patient se sent ballonné et est soulagé par l'éructation.
Il peut exister des troubles du transit : constipation ou diarrhée.
Parfois le patient peut présenter un malaise vagal (voir fiche « Bradycardie »).

SIGNES DE GRAVITÉ

L'arrêt des matières et des gaz signe un syndrome occlusif qui doit être levé rapidement.

LA CONDUITE À TENIR

La position de confort à adopter par le patient est la position en chien de fusil, jambes fléchies (pour détendre la sangle abdominale).
L'utilisation d'antispasmodiques comme le phloroglucinol (Spasfon®) est possible, associée à des absorbants des gaz comme les silicates (Smecta®).
Les gélules de charbon comme la Carbolevure® sont peu actives de par leur faible dosage.
Devant des douleurs abdominales durant plus de 24 heures, un bilan médical s'impose, de même lors de vomissements associés.

LES PIÈGES

Attention à ne pas négliger une colique hépatique ou une appendicite.

Colique néphrétique

LA DEMANDE

La personne se plaint d'une douleur abdominale aiguë avec agitation.

LES SIGNES

La personne a des antécédents identiques.
Le déclenchement se fait souvent après un long voyage (déshydratation, immobilisation prolongée, secousses).
La douleur est :
- dorsale latéralisée (au niveau des « reins »), liée à la distension de l'appareil urinaire le plus souvent par un caillou (calculs) ;
- brutale localisée.

Il y a des signes d'agitation. Il n'y a pas de position antalgique (colique « frénétique »).
Parfois on retrouve :
- des urines troubles ;
- une hématurie ;
- une brûlure mictionnelle.

SIGNES DE GRAVITÉ

Ce sont les suivants :
- l'infection ;
- des urines purulentes ;
- de la fièvre ;
- l'obstacle est sur un rein unique.

CONDUITE À TENIR

Mesurer la température
Mettre au repos en position allongée

Administrer :
- un antalgique : paracétamol, aspirine ;
- un anti-inflammatoire : Profenid® IV (forme hospitalière) ;
- un spasmolytique : Spasfon lyoc®.

Alerter le médecin traitant, le SAMU, centre 15.
Rassurer.
Surveiller.

LES PIÈGES

Lors d'un premier épisode, il faut éliminer un caillot sanguin ou une tumeur.

POUR EN SAVOIR PLUS

Joly D. « Hématurie », *in AKOS, Encyclopédie de la médecine générale.* Paris : Elsevier, 1998, 1-0660, tome 1.

Conjonctivite

LA DEMANDE

Le patient présente un œil (ou les deux) rouge avec larmoiement.

LES SIGNES

Le plus souvent, il s'agit d'une cause bactérienne ou virale, la symptomatologie comporte alors :
- des démangeaisons associées à un œdème palpébral plus ou moins marqué ;
- un œil rouge dans son ensemble ;
- des sécrétions sales avec un œil collé le matin (dans les conjonctivites bactériennes) ;
- une photophobie (douleur à la lumière) modérée avec larmoiement réactionnel ;
- pas de baisse de l'acuité visuelle.

Certaines irritations peuvent toutefois entraîner des démangeaisons poussant les patients à se frotter les yeux et à provoquer ainsi des lésions cornéennes superficielles.

Dans le cas des conjonctivites allergiques :
- l'œdème palpébral est très marqué, il est bilatéral, la démangeaison est intense ;
- on distingue plusieurs formes selon les circonstances de survenue :
    - la conjonctivite saisonnière, forme allergique très fréquente, caractérisée par sa récurrence lors de l'exposition à l'allergène ; elle est souvent liée au pollen, ce qui explique sa survenue printanière ;
    - la conjonctivite perannuelle liée à une allergie aux acariens, aux phanères d'animaux ou aux plumes, et qui se manifeste toute l'année avec une récurrence saisonnière fréquente.

Dans le cas des conjonctivites dites de l'œil sec : il s'agit d'une affection dont la fréquence semble avoir nettement augmenté ces dernières années (augmentation de la pollution, air conditionné, assèchement global de l'atmosphère). La sensation de corps étranger, la photophobie sont les plaintes subjectives les plus fréquentes, même si l'on peut voir apparaître au début de l'affection un larmoiement réactionnel.

SIGNES DE GRAVITÉ

Le patient décrit une douleur intense.

Il faut retenir le concept : « un œil rouge avec une baisse d'acuité visuelle n'est pas une conjonctivite jusqu'à preuve du contraire ».

LA CONDUITE À TENIR

Dans le cas d'une conjonctivite bactérienne ou virale :
- elle est particulièrement contagieuse ; elle nécessite des règles simples d'asepsie pour rompre la chaîne de contamination : éviter de se frotter les yeux, pas d'échange de linge de toilette, lavage des mains scrupuleux ;
- le lavage répété au sérum physiologique sans conservateur avec nettoyage bilatéral des paupières à l'aide de compresses stériles (différentes pour chaque œil) est nécessaire ; l'utilisation de composés à base d'acide borique est aussi possible ;
- un traitement par antiseptiques peut parfaitement s'envisager de première intention ; le choix ira alors vers les ammoniums quaternaires (benzalkonium, céthexonium) ;
- en cas de persistance des symptômes ou de conjonctivites « hyperpurulentes », la consultation ophtalmologique s'impose pour envisager un traitement à base d'antibiotiques locaux.

Dans le cas d'une conjonctivite allergique :
- l'éviction de l'allergène reste une mesure essentielle, même si elle n'est pas toujours possible ;
- l'administration de sérum physiologique sans conservateur rend également service ;
- le traitement de la crise s'appuie sur l'association locale : antiallergique pour les conjonctivites printanières, on utilisera le cromoglycate de sodium ou l'acide N-acétyl-aspartyl-glutamique, avec ou sans antiseptique ;
- en cas de prurit intense on pourra rajouter un antihistaminique par voie orale.

Dans le cas d'une conjonctivite de l'œil sec :
- on envisagera une meilleure humidification de l'atmosphère et, si possible, l'arrêt des médications génératrices d'œil sec ;
- les formes légères seront le plus souvent soulagées par les larmes artificielles ou par les gels, administrés régulièrement dans la journée, mais surtout lors des crises douloureuses ;
- les formes plus sévères nécessitent des instillations plus fréquentes, des pommades la nuit ou enfin l'occlusion des points lacrymaux par des clous méatiques.

Dans tous les cas on conseillera une visite chez un ophtalmologue : en effet, certaines irritations peuvent entraîner des démangeaisons poussant les patients à se frotter les yeux et à provoquer ainsi des lésions cornéennes superficielles.

L'ablation des lentilles de contact tout le temps du traitement semble indispensable.

LES PIÈGES

Les **faux larmoiements** : liés à une obstruction des voies lacrymales.

Les **faux yeux rouges :** de nombreuses hypermétropies chez l'enfant se traduisent par un œil discrètement rouge avec parfois un discret larmoiement.
Les **rougeurs graves :** toute baisse de l'acuité visuelle fera éliminer le diagnostic de conjonctivite simple *a priori*.
Une **complication cornéenne** (kératite) sera toujours possible avec majoration de la photophobie et de la douleur.
La **présence d'un corps étranger** sera toujours suspectée, surtout dans les métiers à risque ou chez l'enfant.
De même, toute baisse de vision avec œil rouge douloureux devra faire évoquer les diagnostics d'**iridocyclite** et de **glaucome aigu.**

POUR EN SAVOIR PLUS

Creuzot-Garcher C., Bron A. « Conjonctivites : clinique, bilan, étiologie, traitement », in *AKOS, Encyclopédie de la médecine générale.* Paris : Elsevier, 1998, 6-0020, tome 6.

Constipation, syndrome occlusif

LA DEMANDE
Le patient éprouve le besoin d'aller à la selle mais ne peut évacuer ou évacue avec difficulté.

LES SIGNES
Le patient présente moins de deux à trois selles par semaine, avec une absence de besoin de défécation entre les exonérations.
Le patient peut souffrir de besoins douloureux (ténesmes) ou de douleur abdominale.
Il faut toujours le questionner sur ses conditions de vie et d'hygiène alimentaire, à la recherche d'un déséquilibre alimentaire avec carence en fibres et insuffisance d'apport hydrique.

SIGNES DE GRAVITÉ
Ces signes orientent vers une consultation médicale :
- **lésions anales :** elles sont provoquées par l'expulsion de selles dures et desséchées ; il s'agit du prolapsus muqueux, d'hémorroïdes prolabées… ; la stase fécale favorise l'irritation locale et la surinfection ;
- **fécalome :** il est la conséquence de l'accumulation et du dessèchement d'une masse importante de matières ; il peut entraîner des complications d'ordre mécanique comme une occlusion par obstruction, notamment chez les personnes âgées, et des ulcérations colorectales par nécrose ischémique ;
- **accidents occlusifs :** il faut toujours les soupçonner quand la constipation dure plus de 5 jours ; l'abdomen est souvent augmenté de volume ; on distingue deux types d'accidents occlusifs :
    - le volvulus du côlon pelvien : le colon forme alors une boucle qui s'enroule sur elle-même ;
    - l'iléus paralytique du sujet âgé qui correspond à une atonie intestinale aiguë avec distension colique et du cæcum sans obstacle ; la prise de neuroleptiques, d'antidépresseurs ou d'antiparkinsoniens est un facteur favorisant sa survenue ;

- **abus de laxatifs :** c'est une affection qui touche le plus souvent la femme ; les selles sont fréquemment liquides, avec des pertes hydroélectrolytiques entraînant des troubles ioniques. Chez ces patients, des troubles psychiatriques sont habituels. La prise en charge thérapeutique est complexe et doit être réalisée par le médecin spécialiste en étroite relation avec le médecin généraliste.

LA CONDUITE À TENIR

L'objectif est de produire l'évacuation d'une selle moulée et bien hydratée.
Il comprend toujours des mesures hygiéniques et diététiques :
- ne pas réprimer l'envie ;
- se présenter à heure fixe à la selle ;
- déclencher le réflexe gastrocolique matinal par l'ingestion d'un petit déjeuner copieux ou d'un verre d'eau fraîche ;
- pratiquer une activité physique régulière ;
- augmenter les apports en fibres végétales alimentaires (son, blé, mucilages). Les apports quotidiens recommandés sont de 30 g/j chez l'adulte

Il fait aussi appel aux laxatifs.
Il faut opposer les laxatifs physiologiques (fibres alimentaires, mucilages, laxatifs huileux et osmotiques) aux laxatifs irritants ou stimulants, potentiellement dangereux :
- **laxatifs de lest : fibres alimentaires et mucilages :**
    - fibres alimentaires : le son de blé est très riche en fibres (44 g pour 100 g) et très peu calorique ; l'apport recommandé est de 30 g/j ;
    - mucilages : ils sont extraits d'algues, de graines (psyllium, isphagule) ou de gomme (sterculia, karaya) ; **leur prise doit s'accompagner d'une absorption suffisante d'eau ;** des sensations de ballonnement surviennent fréquemment en début de traitement ; il faut recommander d'augmenter progressivement la dose à atteindre ;
- **laxatifs huileux ou lubrifiants :** il s'agit des huiles de vaseline et de paraffine ;
- **laxatifs osmotiques :** on distingue les laxatifs salins, les sucrés et les régulateurs à base de polyéthylène glycol ;
- **laxatifs utilisés par voie rectale :**
    - la glycérine a un effet sur le péristaltisme ;
    - les libérateurs de gaz déclenchent le réflexe exonérateur et l'envie d'aller à la selle ;
- **laxatifs stimulants ou irritants :** il faut savoir les traquer et bannir leur utilisation : leur utilisation prolongée et intensive entraîne une atteinte de la muqueuse rectocolique, la mélanose, et la maladie des laxatifs. Cependant, il est inutile et vain de sevrer en laxatifs irritants une constipée âgée qui en use depuis des années.

LES PIÈGES

Suspicion d'un cancer rectocolique : s'il existe des antécédents familiaux ou personnels de cancer colorectal, de polypes, un âge de plus de 45 ans, la présence de sang dans les

selles et/ou d'une constipation récente et progressive, la coloscopie totale s'impose.
Suspicion d'une cause neurologique : en cas de constipation associée à des troubles urinaires et génitaux, une exploration neurologique spécialisée est nécessaire.
Enfin, **l'utilisation de médicaments** peut conduire à un état de constipation. La prise de certaines substances pharmacologiques est à rechercher systématiquement chez les patients polymédicamentés se plaignant d'une constipation récente.
Médicaments en cause : analgésiques (opiacés, morphine), anesthésiques, anticholinergiques, anticonvulsivants, antidépresseurs, neuroleptiques, diurétiques, antiparkinsonniens, bêtabloquants, antitussifs (codéine, codéthyline), pansements gastriques au gel d'alumine.

POUR EN SAVOIR PLUS

Giroud J.-P., Hagège C. *Se soigner seul sans danger.* Éditions du Rocher, 1994.

Contraception d'urgence

LA DEMANDE

Une jeune fille se présente à l'officine pour une contraception d'urgence.
Les situations justifiant l'utilisation de la contraception d'urgence, à la suite d'un rapport sexuel non protégé ou en cas d'échec d'une méthode contraceptive, sont notamment :
- la rupture ou l'oubli d'un préservatif ;
- l'oubli du contraceptif oral au-delà du délai maximal acceptable depuis la dernière prise ;
- l'expulsion d'un dispositif intra-utérin ;
- le déplacement ou l'ablation trop précoce d'un diaphragme vaginal ou d'une cape contraceptive ;
- l'échec de la méthode de coït interrompu ;
- un rapport sexuel pendant la période supposée fertile lors de la méthode de l'abstinence périodique (méthode des températures) ;
- le viol.

LA CONDUITE À TENIR

■ Interroger la patiente
Un dialogue doit être engagé avec la patiente afin de la rassurer et lui faire préciser les points suivants :
- a-t-elle eu un rapport sexuel non protégé ? Faire préciser la date ;
- a-t-elle une contraception ? Laquelle ? S'agit-il d'un oubli de pilule ?
- faire préciser la date des dernières règles ;
- est-elle suivie par un gynécologue ?
- prendre connaissance de ses antécédents médicaux :
    – salpingite, grossesse extra-utérine : le Norlévo® est déconseillé chez les femmes présentant un risque de grossesse extra-utérine ;
    – maladies thromboemboliques veineuses ou artérielles (phlébite, embolie pulmonaire, infarctus du myocarde, accident vasculaire cérébral), anomalies congénitales de la coagulation et autres causes de thrombophilie connue : le Tétragynon® est contre-indiqué dans ces situations.

■ Délivrer un contraceptif d'urgence

Les produits disponibles en officine de ville sont les suivants :

Nom	Forme	Principe(s) actif(s)	Présentation	CIP	Liste
Norlévo®	Comprimé	Lévonorgestrel	Boîte de 2	3495752	Non soumis à prescription médicale.
Tétragynon®	Comprimé enrobé	Lévonorgestrel Éthinylestradiol	Boîte de 4	3461032	Liste 1

Le contraceptif d'urgence peut être pris à n'importe quelle période du cycle.
- **Norlévo®:** le traitement comporte la prise de 2 comprimés :
    - le 1er comprimé doit être pris le plus tôt possible après le rapport sexuel non protégé, et dans les 72 heures (3 jours) au plus tard après le rapport ;
    - le 2e comprimé devra être pris 12 heures au plus tôt et 24 heures au plus tard après la prise du 1er comprimé ;
- **Tétragynon®:** les deux premiers comprimés devront être pris dès que possible après un rapport non ou mal protégé et au plus tard dans les 72 heures suivant celui-ci, les 2 autres comprimés seront pris 12 heures plus tard. Il est important que l'intervalle de 12 heures soit respecté.

Après utilisation de la contraception d'urgence, il est recommandé d'utiliser un moyen contraceptif local (préservatif, spermicide, cape cervicale) jusqu'au retour des règles suivantes.
Recommander à la patiente de s'assurer que ses règles surviennent normalement à la date prévue et qu'elles ont la même abondance que d'habitude.
Conseiller de consulter un médecin le plus tôt possible (afin de débuter une contraception efficace) et surtout en cas de retard de règles de plus de 5 jours ou de règles anormales.

LES PIÈGES

En cas de **vomissements** survenant dans les 2 heures suivant la prise d'un comprimé, il est recommandé de reprendre immédiatement un comprimé.
L'utilisation de la contraception d'urgence ne dispense pas des précautions à prendre contre les **maladies sexuellement transmissibles** (préservatif).

POUR EN SAVOIR PLUS

Malinas Y. *La contraception,* coll. « Vivre et comprendre ». Paris : Éditions Ellipses, 1999.
Buhler M. *La pilule du lendemain, un progrès d'aujourd'hui. Contraception d'urgence.* Document du Laboratoires Besins Iscovesco.

Contusion fermée et ecchymose

LA DEMANDE

Une personne se présente avec un traumatisme cutané sans ouverture de la peau.

LES SIGNES

Sont associés :
- une coloration bleutée de la peau : ecchymose ;
- un gonflement : hématome ;
- une induration sous-cutanée (musculaire) avec circonstance de choc direct (mécanisme d'écrasement du muscle).

SIGNES DE GRAVITÉ

Ils sont en relation avec la localisation :
- l'œil ;
- le thorax : risque d'épanchement sanguin pleural ou de contusion pulmonaire entraînant une détresse ventilatoire ;
- l'abdomen : les organes les plus lourds sont les plus sensibles au choc ; il existe un risque hémorragique par contusion hépatique, rénale ou splénique ;
- le bassin : risque d'atteinte des gros vaisseaux (artères iliaques et fémorales), de la vessie ou de l'utérus, très bien vascularisé par les artères utérines ;
- atteinte musculaire : risque de formation kystique chronique nécessitant une évacuation chirurgicale et épluchage de la coque du kyste ;
- lésions multiples : les polytraumatisés peuvent avoir des lésions internes qui passent inaperçues initialement. Il faut les surveiller régulièrement à la recherche de signe de détresse circulatoire.

LA CONDUITE À TENIR

■ Sans signe de gravité

En cas de contusion récente (moins de 15 min), il faut appliquer du froid pendant 15 à 20 min. Le froid ne doit pas être appliqué directement mais à travers un linge (risque de brûlure cutanée) ; il faut surveiller l'apparition de phlyctènes ou d'une blancheur et arrêter l'application du froid.

■ Avec un signe de gravité
Mettre au repos :
- œil : allongé sur le dos les deux yeux fermés ;
- thorax : demi-assis (facilitation de la ventilation) ;
- abdomen/bassin : allongé sur le dos, cuisses fléchies, jambes surélevées posées horizontalement sur une chaise (décontraction de la ceinture abdominale, ce qui diminue la douleur).

Évaluer l'hémorragie interne : rechercher des signes d'hémorragie interne : pouls accéléré, pâleur, sueurs, soif, extrémités froides, frilosité, marbrures, chute de la pression artérielle (mesure par appareil automatique en officine), agitation, angoisse.
Alerter les secours publics : SAMU, centre 15.

LES PIÈGES

Ne pas masser un muscle douloureux, l'irritation va augmenter la taille de la contusion. Chez une personne sous anticoagulants, craindre une extension de l'hématome.

POUR EN SAVOIR PLUS

Protocoles : Urgences Plans et schémas Thérapeutiques 99, Éditions scientifiques L & C, 1999.
Site Internet : http ://www.globalsante.com/accueil.htm

Convulsions de l'adulte, épilepsie

LA DEMANDE

Le patient se raidit brutalement, chute, puis présente des mouvements désordonnés des membres et de la face (clonies).
Il est ensuite dans une phase d'inconscience avec réveil progressif.

LES SIGNES

Le patient est d'abord hagard au réveil, il reste confus pendant plusieurs minutes.
Puis il a une amnésie de son malaise.
L'interrogatoire du patient est difficile, celui des proches peut retrouver des antécédents d'épilepsie.
Il peut présenter des signes de sa crise :
- morsure de langue ;
- perte d'urine ;
- divers traumatismes liés à sa chute ou à ses clonies.

La crise peut être **incomplète** (avec ou sans clonies) ou **partielle,** se limitant à un membre ou à la face.
Le réveil peut se faire par une phase d'agitation transitoire.

SIGNES DE GRAVITÉ

Ce sont les suivants :
- la crise clonique ne cède pas ou se reproduit sans réveil du patient (état de mal convulsif) ;
- le patient ne se réveille pas dans les 10 minutes qui suivent la phase clonique ;
- l'état confusionnel au réveil persiste plus de 30 minutes ;
- le patient fait plus de 2 crises dans la même journée ;
- le patient a un risque d'inhalation du contenu gastrique pendant la crise ; il présente au réveil une détresse ventilatoire.

LA CONDUITE À TENIR

Pendant la chute et la phase de clonies, on protégera le patient de chute d'objet et de traumatismes.

À la phase d'inconscience, on allongera le patient sur le côté (voir « Arbre décisionnel face à un inconscient ») pour éviter l'étouffement par la perte du tonus musculaire de la langue, et on libérera ses voies aériennes supérieures.

Il est inutile de mettre un objet pour desserrer les dents : en cas de nouvelle crise, cet objet risque d'entraîner un traumatisme buccal ou une obstruction des voies aériennes. Il ne préservera pas de la morsure de langue lors de la phase tonique.

Pendant la phase confusionnelle, on rassure le patient (se méfier d'une seconde crise).
Dans tous les cas, le patient doit être hospitalisé ; on fera donc appel au centre 15. Chez un patient connu comme épileptique, en l'absence de signe de gravité, le recours au médecin traitant pourra être suffisant.

En présence de signes de gravité, l'intervention d'une équipe médicalisée du SAMU est indispensable.

On n'utilisera pas d'anticonvulsivants (notamment le diazépam) qui peuvent perturber ultérieurement l'examen du patient.

LES PIÈGES

Il ne faut pas méconnaître une **intoxication médicamenteuse ou industrielle** (solvant) qui sont souvent à l'origine d'une crise convulsive.

Penser à une **hypoglycémie** chez un patient diabétique insulinodépendant, qui convulse et reste confus au réveil.

POUR EN SAVOIR PLUS

Orliaget G., Riou B. « Crise convulsive », *in* Carli P., Riou B. *Urgences médico-chirurgicales de l'adulte.* Paris : Arnette-Blackwell, 1992, 238-242.

Convulsions du nourrisson et de l'enfant

LA DEMANDE

Un enfant est amené à l'officine inconscient.

LES SIGNES

L'interrogatoire permet de reconnaître la crise convulsive :
- **phase tonique :** augmentation du tonus musculaire généralisé avec raideur globale de l'enfant, arrêt ventilatoire (1 à 2 minutes), apparition d'une cyanose, perte d'urine et morsure de langue ;
- **phase clonique :** contraction-décontraction diffuse créant les mouvements convulsifs à proprement parler ;
- **phase de réveil :** inconscience profonde avec, dans un premier temps, impossibilité de réveiller l'enfant puis réveil progressif ; lors du réveil, l'enfant a un oubli complet de la crise et il semble ailleurs, **déconnecté de la réalité ;** il va y reprendre pied progressivement.

L'ensemble de la crise dure environ **5 minutes.**
Différents facteurs peuvent être à l'origine de la convulsion :
- **hyperthermie :** mesurer la température ;
- **hypoglycémie :** mesurer la glycémie ;
- intoxication au **CO :** attention, l'intoxication est collective, il faut surveiller l'entourage (voir fiche « Intoxication au monoxyde de carbone ») ;
- **méningite ;**
- tumeur cérébrale ;
- séquelles de souffrance lors de la grossesse ou pendant l'accouchement ;
- antécédent convulsif déjà traité : fatigue, oubli du traitement, sous-dosage, traitement inadapté.

SIGNES DE GRAVITÉ

- Répétition des crises sans réveil complet entre ces crises : **état de mal convulsif ;**

- Arrêt ventilatoire prolongé entraînant un arrêt cardiaque ;
- Température supérieure à 41 °C.

LA CONDUITE À TENIR

Pendant la convulsion :
- phase tonique : l'enfant est inconscient, le mettre **sur le côté** pour protéger ses voies aériennes d'éventuels vomissements ;
- phase clonique : toujours **sur le côté**, éviter qu'il ne se blesse lors des mouvements convulsifs, protéger la tête ;
- phase de réveil : le laisser **sur le côté** et surveiller son réveil complet, le rassurer, lui expliquer ce qu'il vient d'arriver pour accélérer son retour à la réalité.
- **faire céder les convulsions** avec du Valium® (ampoule de 2 ml = 10 mg) : après avis du SAMU, dans une seringue de 2 ml mettre les 10 mg de Valium® (1 ampoule). Au bout de cette seringue, placer la canule rectale et injecter en intra-rectal 0,5 mg/kg de poids. **Exemple :** pour un enfant de 10 kg, vous injectez en intra-rectal 5 mg de Valium®.

En cas d'hyperthermie (voir fiche « Fièvre ») :
- tout nouveau-né (moins de 28 jours) fébrile doit être hospitalisé ;
- tout nourrisson (moins de 3 mois) fébrile sans explication doit avoir un bilan biologique : hémoculture, examen des urines, numération des globules blancs, dosage des protéines de l'inflammation (CRP).

En cas d'hypoglycémie si l'enfant est inconscient il est impossible de lui donner du sucre.
Alerter le SAMU, centre 15.
Rassurer.
Surveiller le retour à la conscience.

LES PIÈGES

L'enfant qui convulse sans fièvre doit absolument être hospitalisé.
La **perte de connaissance sans convulsion** avec réveil rapide est un **malaise grave**. Le malaise grave du nourrisson **doit faire prévenir une mort subite** du nourrisson : donc hospitalisation et bilan complet du malaise.

POUR EN SAVOIR PLUS

Les urgences pédiatriques, coll. « Les dossiers du praticien », n° 478, *Impact médecin hebdo.*

Corps étranger oculaire

LA DEMANDE

Le patient se plaint d'une sensation de prurit ou de douleur au niveau d'un œil.

LES SIGNES

Ils sont fréquemment observés chez les membres des professions à risque (serrurier, fraiseur, employé de chantier...) ou après un accident de bricolage.

■ Corps étranger intracornéen
Il est souvent visible à l'examen direct. Le patient présente une sensation de prurit ou de « grain de sable ».
Il s'associe à un larmoiement intense.

■ Corps étranger intraoculaire
Le corps étranger intraoculaire peut se situer dans la chambre antérieure, sur l'iris ou dans l'angle iridocornéen. Plus souvent, on le retrouve dans le cristallin ou dans le vitré, parfois posé sur la rétine, parfois fiché dans la rétine. Il peut pénétrer soit par la cornée, soit plus latéralement par la sclère.

SIGNES DE GRAVITÉ

La baisse de l'acuité visuelle est un signe nécessitant une intervention chirurgicale en urgence (voir fiches « Œil rouge » et « Œil douloureux »).

LA CONDUITE À TENIR

Le corps étranger peut parfois être ôté par un lavage abondant de l'œil au sérum physiologique ou au Dacryosérum®. Le corps étranger qui ne sera pas ôté par cette technique est souvent inséré profondément dans la cornée.
Ne pas essuyer l'œil qui pleure. Certaines techniques (utilisation d'un coin de mouchoir, d'une feuille de papier ou du retournement de la paupière) sont

souvent proposées, mais elles comportent un risque d'infection ou de lésions cornéennes plus graves.
Dans le cas des corps étrangers intraoculaires, l'ablation du corps étranger peut aisément être réalisée par un ophtalmologiste au cours d'un examen à la lampe à fente. Dans le cas d'un corps métallique, le retrait est possible par électro-aimant.

LES PIÈGES

Face à une plaie oculaire, nous devons toujours suspecter la présence d'un corps étranger intraoculaire.
Une plaie pénétrante du globe avec corps étranger intraoculaire peut passer inaperçue, en particulier lorsqu'elle est causée par un éclat métallique de petite taille.
Cette étiologie doit être systématiquement évoquée chez les sujets présentant un œil rouge ou douloureux et exerçant une profession à risque.
Méconnu, le corps étranger intraoculaire peut être responsable de nombreuses complications sévères, dont l'infection du globe oculaire ou sidérose (phénomène d'oxydation du corps étranger métallique).

Coup de chaleur (hyperthermie)

LA DEMANDE

La personne est amenée obnubilée, elle est fébrile.

LES SIGNES

L'histoire retrouve :
- un coup de chaleur d'exercice : effort musculaire intense, atmosphère humide et chaude, pas de vent, vêtements épais ;
- un coup de chaleur classique : trouble de la régulation thermique du vieillard, du nourrisson laissé dans une voiture… ;
- **une hyperthermie > 40 °C.**

Les autres signes sont :
- **neurologiques :** obnubilation, coma, parfois convulsions ;
- **circulatoires :** tachycardie, chute de la pression artérielle
- **cutanés :** peau chaude, brûlante, muqueuses sèches, sueurs ou peau sèche.

Certains médicaments prédisposent à des trouble de régulation de la température : antihistaminiques, anticholinergiques, phénothiazines, **neuroleptiques,** cocaïne, **ecstasy** (voir fiche « Intoxication par toxiques illicites »).

SIGNES DE GRAVITÉ

Ce sont les suivants :
- **fréquence ventilatoire** supérieure à 40 mouvements par minutes ;
- **température** supérieure à 41 °C ;
- **collapsus ;**
- **coma,** convulsions.

LA CONDUITE À TENIR

Refroidir le plus précocement possible.

Pour la réfrigération, on peut utiliser les moyens suivants : déshabillage, aspersion d'eau froide, linges humides, glace sur les axes vasculaires, création d'un courant d'air à l'aide d'un ventilateur.
Réhydrater : voir fiches « Diarrhée » et « Vomissements ».
En cas de perte de connaissance, mettre la personne en position latérale de sécurité.
En cas de convulsion, administrer du Valium® (ampoule de 2 mL = 10 mg) en intra-rectal : 0,5 mg/kg de poids.
Alerter le SAMU : Centre 15.
Administrer de l'oxygène en attendant les secours : 10 litres/min (sur prescription téléphonique du médecin du SAMU, centre 15).
Surveiller

LES PIÈGES

Éviter l'aspirine car il peut y avoir des troubles de la coagulation.

POUR EN SAVOIR PLUS

Manuel Merck de diagnostic et thérapeutique. Éditions Sidem Frison-Roche, 1987.
Zagnoli F. « Les hyperthermies malignes ». *Le Concours médical,* 9 octobre 1999, 2374-2379, 121-31.

Coup de soleil

LA DEMANDE

La personne présente une rougeur cutanée avec démangeaisons.

LES SIGNES

- érythème modéré suivi d'une desquamation rapide (brûlure du 1er degré) ;
- douleur ;
- œdème ;
- sensibilité douloureuse au toucher ;
- phlyctènes ;
- hypersensibilité secondaire empêchant une nouvelle exposition ;
- miliaire : petite granulation de la peau secondaire au soleil.

SIGNES DE GRAVITÉ

Ce sont les symptômes généraux :
- fièvres ;
- frissons ;
- faiblesse ;
- choc : coup de chaleur, surface brûlée importante ou épuisement par la chaleur.

LA CONDUITE À TENIR

En prévention : écrans solaires à base de :
- acide p-benzoïque PABA ;
- benzophenone.

En traitement :
- arrêt de l'exposition ;
- en cas de brûlure étendue : voir fiche « Brûlures ».

LES PIÈGES

Le brouillard laisse passer les UV-B.
Les UV-B sont réfléchis par le sol.
L'allergie au soleil : voir fiche « Lucite ».

POUR EN SAVOIR PLUS

Guibaut J. et Carsin H. « Réanimation d'urgence des grands brûlés ». *Encycl. Méd. Chir.* Paris : Éditions techniques, *Urgences,* 24-116-E-20, 1992, 10 p.
Tagliavini R. *Nouvel Atlas pratique de dermatologie et vénérologie,* Éditions Ellipses, 1994.
OCP Répartition. « Dico plus 2000 », CD-rom.

Cystite (pyurie, urétrite)

LA DEMANDE

La personne se plaint de brûlures en urinant.

LES SIGNES

C'est une brûlure mictionnelle.
Les infections urinaires sont fréquentes et prédominent chez la femme.
Chez l'homme et chez l'enfant, elles sont en règle secondaires à une uropathie et nécessitent un diagnostic lésionnel.
La plupart des germes responsables sont des entérobactéries.

SIGNES DE GRAVITÉ

L'atteinte tissulaire (reins ou prostate chez l'homme) :
- fièvre supérieure à 38 °C ;
- frissons ;
- douleurs de l'organe intéressé ;
- altération de l'état général.

Signes d'une **septicémie :**
- baisse tensionnelle ;
- parfois hypothermie ;
- plus fréquente sur les terrains immunodéprimés, notamment les diabétiques.

LA CONDUITE À TENIR

En cas de **cystite primitive :**
- hydratation ;
- antibiothérapie courte : 4 jours ou prise unique d'un antibiotique à élimination urinaire prolongée.

En cas de **signes de gravité,** prendre un avis médical.

LES PIÈGES

Chez l'homme, l'infection de l'appareil urinaire est plus rarement primitive que chez la femme et comporte toujours une atteinte des tissus pleins (prostate, rein).
Chez l'enfant, la malformation la plus fréquente est le reflux vésico-urétéral.

POUR EN SAVOIR PLUS

Joly D. « Hématurie », *in AKOS, Encyclopédie de la médecine générale.* Paris : Elsevier, 1998, 1-0660, tome 1.

Démangeaisons (prurit)

LA DEMANDE

Sensation que le patient essaie instinctivement d'atténuer par le grattage.

LES SIGNES

Il faut procéder à l'analyse de la situation :
- localisation :
  - anale : oxyures, vers ;
  - cuir chevelu : mycoses, varicelle, poux ;
  - mains : gale, mycoses, allergies ;
- existe-t-il des **horaires** particuliers pour ce phénomène ? Une démangeaison nocturne est le signe d'un urticaire ou d'une parasitose ;
- existe-t-il des **lésions** cutanées ? :
  - érythème : urticaires ;
  - vésicules : varicelle ;
  - trajets sous-cutanés : gales, parasitoses ;
- si un autre membre de la famille est atteint, cela peut être la gale ou la varicelle ;
- traitement médicamenteux en cours provoquant une allergie.

SIGNES DE GRAVITÉ

- Un ictère est le signe d'une hépatite.
- L'insuffisance rénale peut provoquer des démangeaisons.
- **Éliminer une maladie contagieuse.**

LA CONDUITE À TENIR

Désinfecter les lésions de grattage.
Supprimer les vêtements en laine.
Les bains doivent être réduits car ils provoquent une aggravation du prurit.

Application **d'émollients :** vaseline blanche, huile végétale hydrogénée sur une peau encore mouillée.
L'exposition aux UV-B est efficace en cas d'insuffisance rénale ou d'ictère.
Administrer des antihistaminiques en cas d'urticaire.
Traiter la gale, la pédiculose, les parasitoses digestives.
Si le prurit persiste, demander un avis médical.

LES PIÈGES

Chercher une cause profonde au prurit : cancer, maladie de la vésicule biliaire, leucémies, lymphomes.

POUR EN SAVOIR PLUS

Société francophone des urgences médicales (SFUM) - ouvrage 99 -
Dockx P., Lateur N., Meinardi M. *Dermatologie générale,* CD-Rom, coll. « Médi-Média », Le Généraliste éditions, 1995-1996.

Diarrhée de l'enfant

LA DEMANDE

Un conseil vous est demandé pour un enfant qui a la diarrhée.

LES SIGNES

L'histoire recherche :
- l'âge ;
- dernier poids connu ;
- nombre quotidien et aspect des selles :
    - depuis moins de 7 jours, plus de 3 selles par jour, liquides et abondantes ;
    - présence de sang, purulente, odeur fétide : infection bactérienne ;
- nature du régime alimentaire :
    - mauvaise reconstitution du lait ;
    - changement d'alimentation : allergie aux protéines du lait de vache ;
    - antibiotiques ;
- mode de prise des biberons : soif, refus, vomissements…

La diarrhée peut être :
- aiguë ou chronique ;
- isolée ou associée à d'autre signes

Les signes associés sont :
- fièvre ;
- vomissements ;
- signes de **déshydratation :** soif vive, sécheresse des muqueuses (face inférieure de la langue), persistance du pli cutané (face interne du bras).

SIGNES DE GRAVITÉ

Ce sont les suivants :
- nourrisson de moins de 3 mois ;
- perte de poids ≤ 15 % ;
- trouble de conscience ;
- **collapsus :** tachycardie, extrémités froides ;
- **dénutrition** associée.

LA CONDUITE À TENIR

Peser l'enfant pour déterminer la perte de poids :
- faible, < 5 % : réhydratation orale ;
- modérée, 5 à 10 % : réhydratation orale et avis médical ;
- franche, > 10 % : hospitalisation obligatoire.

Pour la réhydratation, voir fiche « Vomissements de l'enfant ».
Procéder à la réalimentation :
- Diarigoz® : lait à protéines partiellement hydrolysées et pauvre en lactose ;
- Alfare® : diète semi-élémentaire ;
- AL® 110 : lait sans lactose ;
- HN® 25 : aliment diversifié pauvre en lactose.

Si l'enfant s'arrête de boire : avis **médical** immédiat.
Signes de gravité : alerte SAMU, centre 15.
Surveillance du poids toutes les 24 h.

LES PIÈGES

Minimiser la sévérité des signes (difficulté d'apprécier le pli cutané abdominal chez un enfant pléthorique)
Selles vertes : accélération du transit, coloration pas les sels biliaires, aucune gravité.
Une diarrhée hydrique aféçale peut être confondue avec des urines.

POUR EN SAVOIR PLUS

Les urgences pédiatriques, coll. « Les dossiers du praticien », n° 478, *Impact médecin hebdo.*
Recommandation de la Société francophone des urgences médicales (SFUM) - ouvrage 99 - OCP Répartition, « Dico plus 2000 », CD-rom.

Douleur dentaire

LA DEMANDE

Une personne se présente à l'officine pour des douleurs dentaires.

LES SIGNES

Ils dépendent de la cause :
- caries dentaires :
    - douleurs aiguës continues et intenses, pouvant évoluer vers des douleurs très violentes, irradiantes et pulsatiles ;
    - sensibilité au chaud, au froid et aux aliments et boissons sucrés ou acides ;
- traumatismes dentaires : chocs, coups…

SIGNES DE GRAVITÉ

Ce sont les suivants :
- fièvre ;
- adénopathies : ganglions douloureux (coude ou aisselle) ;
- abcès dentaire ;
- ostéite (affection inflammatoire de l'os, une radiographie permet d'identifier une zone de décalcification autour de la dent) ;
- sinusite ;
- trismus (les complications de la pulpite sont souvent à l'origine d'une contraction réflexe des muscles de la mâchoire) ;
- infections locales, régionales et générales : passage de bactéries dentaires dans la circulation générale, et création de foyers infectieux au niveau de l'endocarde, du rein ou de certaines articulations.

LA CONDUITE À TENIR

■ Douleurs dentaires

Le traitement doit être :
- chirurgical et étiologique : le recours au chirurgien dentiste est nécessaire pour traiter la dent atteinte ;

- symptomatique : en traitement de première intention, le pharmacien pourra proposer un antalgique périphérique : paracétamol et/ou ibuprofène.

Le chirurgien dentiste pourra prescrire des antalgiques opiacés faibles (codéine, dextropropoxyphène…), des AINS (acide tiaprofénique,…) et mettra en place une antibiothérapie si nécessaire.

■ Traumatismes dentaires

Le risque de complications est important (luxation dentaire complète ou fracture dentaire coronaire), une consultation stomatologique urgente s'impose. Voir fiche « Fracture de dent (luxation) ».

LES PIÈGES

Éviter l'utilisation d'aspirine (effet anti-agrégant plaquettaire).

Douleur dentaire du nourrisson

LA DEMANDE

Une personne se présente à l'officine car son bébé « fait ses premières dents ».

LES SIGNES

La poussée dentaire du nourrisson débute généralement entre 6 mois et 1 ans. Elles est accompagnée de :
- pleurs ;
- fièvre modérée (< à 39 °C) ;
- selles un peu molles avec irritation du siège ;
- manque d'appétit.

SIGNES DE GRAVITÉ

Ce sont les suivants :
- fièvre importante ;
- adénopathies : ganglions douloureux (coude ou aisselle) ;
- abcès dentaire ;
- ostéite (affection inflammatoire de l'os, une radiographie permet d'identifier une zone de décalcification autour de la dent) ;
- sinusite ;
- trismus (les complications de la pulpite sont souvent à l'origine d'une contraction réflexe des muscles de la mâchoire) ;
- infections locales, régionales ou générales : passage de bactéries dentaires dans la circulation générale, et création de foyers infectieux au niveau de l'endocarde, du rein ou de certaines articulations.

LA CONDUITE À TENIR

Administrer un antalgique périphérique par voie rectale : Doliprane®, Efferalgan®, Dolko®, Febrectol® suppositoires.

Localement, appliquer :
- baumes et gel dentaires : Delabarre® gel et solution gingivale, Dolodent® ;
- anneau de dentition réfrigéré : Bebisol®, Luc et Léa®, Remond®.

Une consultation chez le médecin ou chez le chirurgien-dentiste doit être envisagée afin d'évaluer les risques éventuels et prévenir toute pathologie.

LES PIÈGES

Être particulièrement attentif aux baumes et gels dentaires, car certains sont potentiellement nocifs pour le nourrisson. L'apparition d'effets indésirables (allergie, choc anaphylactique, méthémoglobinémie, convulsions…) dus à la présence de certaines substances (anesthésique local, chloroforme, camphre, menthol…) est un risque à prendre en compte.

Douleur de règles (dysménorrhée)

LA DEMANDE

La patiente vient à la pharmacie pour demander un antalgique pour douleurs de règles.

LES SIGNES

Deux tableaux cliniques peuvent se présenter :
- **dysménorrhée essentielle :** c'est une algoménorrhée (règles douloureuses) qui touche la jeune fille, après quelques cycles indolores :
    - il n'y a pas d'antécédent particulier ;
    - la douleur est pelvienne, à type de coliques utérines, irradiant dans le dos et les cuisses ;
    - elle est accompagnée de nausées, vomissements, diarrhées, et quelquefois de lipothymies ;
    - elle signe un cycle ovulatoire ;
- **dysménorrhée secondaire :** elle survient chez une femme antérieurement bien réglée :
    - l'interrogatoire doit faire préciser la notion d'une cause déclenchante : pose de dispositif intra-utérin (DIU), avortement, infection génitale, curetage ou traitement pour la stérilité ;
    - les signes l'accompagnant seront précisés : règles anormales en quantité.

SIGNES DE GRAVITÉ

Les troubles du transit, des brûlures mictionnelles et une pollakiurie, les signes sympathiques de grossesse, l'existence de saignements d'origine génitale et de leucorrhées sont des signes qui doivent orienter vers une consultation urgente par un gynécologue.
Enfin, il convient de ne pas omettre de préciser l'existence de signes généraux (syndrome infectieux, anémique).

LA CONDUITE À TENIR

Ces douleurs sont liées à une hypercontractilité utérine essentiellement due à l'action locale des prostaglandines. Chez ces patientes, les prostaglandines ont une production augmentée, une libération anormale et une dégradation diminuée.

Pour les douleurs légères, on privilégie l'utilisation de médicaments non opiacés par voie orale ou sublinguale, à action anti-prostaglandines.

Les **anti-inflammatoires non stéroïdiens** à visée antalgique sont représentés par les dérivés des acides propionique et méfénamique. Pour obtenir cet effet antalgique, il convient de donner des doses suffisantes de produits actifs. Les **dérivés de l'acide propionique** sont nombreux tels que l'ibuprofène (Advil®, Algifène®, Nurofen®).

On peut préconiser le **paracétamol** à doses antalgiques. L'action antalgique du paracétamol est dépendante de la dose : une posologie de 3 g/24 h est recommandée.

Des **associations de paracétamol et de codéine** peuvent également être envisagées (Efféralgan® codéine, Dafalgan codéine®, Codoliprane®) en cas de douleurs plus prononcées.

L'acide méfénamique peut être préconisé (sur prescription uniquement) à des doses maximales de 1 500 mg/j pour une durée maximale de 5 jours (Ponstyl®, Antadys®).

Dans certains cas, en présence de sensations de contractions, on peut adjoindre un antispasmodique tel le phloroglurinol (Spasfon®).

Si la douleur persiste, on orientera la patiente vers une consultation gynécologique, consultation en urgence si elle présente des signes de gravité.

LES PIÈGES

Il est difficile de faire un catalogue des différentes étiologies gynécologiques pouvant générer des douleurs pelviennes. Toutefois, il convient d'éliminer avant tout une grossesse extra-utérine (voir fiche « Grossesse extra-utérine »).

Les autres causes gynécologiques sont l'endométriose, les infections génitales hautes, les fibromes intra-utérins, les dispositifs intra-utérins.

Il existe aussi des causes non gynécologiques : le **syndrome appendiculaire,** la **colique néphrétique** et/ou la **pyélonéphrite,** voire une gastro-entérite

POUR EN SAVOIR PLUS

Chapron C., Benhamou D., Belaisch-Allart J., Dubuisson J.-B. *La douleur en gynécologie.* Paris : Arnette-Blackwell, 1997.

Daraï É., Meneux É., Bénifla J.-L., Batallan A., Tardif D., Madelenat P. « Douleur pelvienne de la femme », *in AKOS Encyclopédie de la médecine générale.* Paris : Elsevier, 1999, 3-1170, tome 3.

Douleur épigastrique et reflux gastro-œsophagien

LA DEMANDE

Le sujet se présente dans votre officine pour une douleur « du creux de l'estomac ».

LES SIGNES

Ce symptôme peut caractériser de nombreuses maladies.
La douleur se présente comme une brûlure débutant dans le creux épigastrique et irradiant derrière le sternum.
Elle s'accompagne d'une sensation de reflux de liquide acide dans l'œsophage jusqu'à la bouche (le **pyrosis**).
Elle peut être déclenchée par l'usage de traitements anti-inflammatoires, d'aspirine, de certains antibiotiques, mais aussi après la prise d'alcool, de café, d'aliment augmentant l'acidité gastrique (vinaigrette…).
La position du sujet peut aussi faire survenir le pyrosis, en se penchant en avant (laçage des chaussures).
La douleur est parfois calmée par l'alimentation.
Souvent c'est une douleur de survenue nocturne (voir fiche « Ulcère gastroduodénal »).
Le plus souvent il s'agit d'une **hernie hiatale** (béance du cardia et donc non-fermeture du sphincter supérieur de l'œsophage, avec reflux du liquide gastrique). Elle est favorisée par une surcharge pondérale du patient.

SIGNES DE GRAVITÉ

Ce sont les suivants :
- hémorragie digestive ou vomissements sanglants (voir fiche « Hémorragie digestive ») ;
- absence de pyrosis et douleur violente ;
- signe d'état de choc (voir fiche « Hémorragie digestive ») ;
- la survenue de ce type de douleur chez un patient souffrant d'angine de poitrine (voir fiche « Infarctus du myocarde »).

LA CONDUITE À TENIR

On conseillera au patient une consultation médicale en vu d'une fibroscopie.
En attendant la consultation et devant un ulcère peu symptomatique on pourra conseiller au patient un pansement gastrique (phosphate ou hydroxyde d'aluminium : Maalox®, Phosphalugel®, Gélusil®) ou un antisécrétoire gastrique (cimétidine, ranitidine…).
Attention, après l'absorption d'hydroxyde d'aluminium, la fibroscopie sera impossible dans les heures qui suivent.
Le pyrosis pourra être calmé par la prise d'alginates. Leur efficacité est liée au fait qu'ils restent en surface du contenu gastrique ; ils seront donc les premiers à refluer dans l'œsophage, et leur neutralité protège des lésions d'œsophagite. Les molécules utilisables sont les alginates de sodium (Gaviscon®, Topaal®), ils doivent être pris 1 heure 1/2 avant ou 4 heures après les pansements gastriques.
Ce traitement s'associera à des conseils diététiques (suppression des substances déclenchantes et régime amaigrissant).
On fera appel au SAMU, centre 15, pour le transport du malade en milieu hospitalier en cas de signe de gravité.

LES PIÈGES

La douleur épigastrique **peut révéler un infarctus du myocarde.** On restera donc prudent lors de ce type de douleur chez un patient à risque coronarien.
En cas de douleur violente, on évoquera un ulcère gastroduodénal, on conseillera donc une visite médicale en urgence.

POUR EN SAVOIR PLUS

Voir fiches « Hémorragie digestive », « Ulcère gastroduodénal » et « Infarctus du myocarde ».

Douleur thoracique

LA DEMANDE

Les organes le plus souvent en cause dans les douleurs thoraciques sont :
- le cœur (angine de poitrine, infarctus du myocarde, péricardite) ;
- l'aorte (dissection aortique) ;
- la trachée et les bronches (trachéo-bronchite) ;
- la plèvre (pleurésie, pneumothorax) ;
- l'œsophage (reflux gastro-œsophagien, spasme) ;
- la paroi thoracique (articulations chondrocostales, zona thoracique).

LES SIGNES

■ Douleurs coronariennes

Voir fiches « Angine de poitrine » et « Infarctus du myocarde ».

■ Douleurs péricardiques

Les douleurs de la péricardite sont habituellement localisées en arrière du sternum et irradient parfois vers le cou, plus rarement vers la face interne du bras gauche, vers le dos ou vers l'abdomen. Leur intensité est très variable. Les douleurs peuvent être décrites comme sourdes, cuisantes ou oppressantes, avec parfois sensation d'étau.
Elles augmentent à l'inspiration et à la toux, parfois à la déglutition, et quand le patient est allongé sur le côté gauche.
Elles sont calmées en position assise, penché en avant, et allongé sur le côté droit. L'augmentation des douleurs à l'inspiration empêche le patient de respirer profondément. La péricardite n'est pas la seule cause de douleurs thoraciques variant avec la respiration ou la position (pleurésie, embolie pulmonaire, pneumothorax).
Le diagnostic de la péricardite repose sur l'ECG et l'échographie cardiaque.

■ Embolie pulmonaire

Voir fiche « Embolie pulmonaire ».

■ Dissection aortique

La douleur est d'installation très brutale, sans rapport avec l'effort, très intense et prolongée, ressemblant à celle de l'infarctus du myocarde. Son irradiation est surtout dorsale ou descendante. Elle peut être associée à des signes de choc. La dissection aortique survient en règle générale chez un sujet très hypertendu.

Elle nécessite une prise en charge, en milieu de réanimation chirurgicale spécialisée par une équipe du SAMU.

■ Douleur pleurale

Elle se présente comme un point de côté unilatéral, relativement localisé, dont l'intensité est accrue par la toux et l'inspiration profonde et diminue pendant l'expiration. Elle peut être ressentie au niveau de l'épaule, du cou et de la partie haute de l'abdomen.

La radiographie de thorax permet de confirmer son origine pleurale.

Les étiologies les plus fréquentes sont :
- les pleurésies ;
- les tumeurs pleurales primitives (mésothéliome) ou secondaires ;
- le pneumothorax.

■ Douleur pariétale d'origine osseuse, musculaire ou articulaire

Douleur osseuse

Elle est la conséquence :
- d'un traumatisme : fracture de côte ;
- d'une pathologie tumorale, notamment métastatique ;
- d'une infection (ostéite costale) .

Elle se manifeste par une douleur aiguë localisée, augmentée par un changement de position, la toux et la palpation du thorax.

Douleur musculaire

Elle siège dans les muscles intercostaux ou les pectoraux. Elle apparaît après un traumatisme, un effort d'intensité inhabituelle.

■ Douleur pariétale d'origine nerveuse

Névralgie intercostale

Elle débute de façon brutale après un faux mouvement et se manifeste comme une douleur sourde, parfois ressentie comme une brûlure. La toux et certains mouvements peuvent entraîner des paroxysmes douloureux.

Neuropathies thoraciques ou thoraco-abdominales

La douleur peut survenir au cours de l'évolution de toutes les polynévrites, la plus fréquente est d'origine diabétique : elle se présente comme une sensation de brûlure permanente, exacerbée par la pression.

Douleurs d'origine rachidienne

Les lésions vertébrales ou médullaires peuvent entraîner des douleurs en ceinture, avec prédominance des irradiations antérieures.

Douleur post-thoracotomie

Les patients ayant subi une thoracotomie peuvent développer un syndrome douloureux postopératoire.

Douleur trachéo-bronchique
Une trachéite aiguë peut s'associer à une impression de brûlure dans la région rétrosternale, accentuée par la respiration profonde, l'inhalation d'air froid et la toux.
Zona intercostal
Limitée à un espace intercostal souvent en demi-ceinture. C'est une pathologie fréquemment récidivante.

■ Douleur œsophagienne

Les douleurs thoraciques d'origine œsophagienne se présentent souvent comme une douleur d'angor.
Elle peut être associée à :
- une régurgitation de liquide gastrique ;
- un déclenchement par l'antéflexion du tronc ;
- les horaires nocturnes de la douleur.

■ États anxieux

Un état anxieux, qui peut aller jusqu'à une attaque de panique classique, peut s'associer à des douleurs thoraciques. Les douleurs peuvent être intenses et angoissantes.
Il existe parfois des signes d'une accélération de la ventilation, avec des fourmillements péribuccaux et des extrémités.

LA CONDUITE À TENIR

Le diagnostic d'infarctus du myocarde doit être systématiquement évoqué chez tout patient qui présente une douleur thoracique prolongée.
Lorsqu'un infarctus du myocarde est suspecté, l'hospitalisation d'urgence s'impose par ambulance médicalisée, le délai de mise en route des soins devant être réduit au minimum.
Dans les autres cas, on fera appel au centre 15 pour la prise en charge médicale du sujet, et lui faire bénéficier d'un examen électrocardiographique et d'une radiographie pulmonaire.

LES PIÈGES

Une douleur liée à une atteinte du péritoine peut se traduire par une douleur dans l'épaule ou la partie supérieure du thorax.

POUR EN SAVOIR PLUS

Yernault J.-C., Tuchais E. « Symptomatologie et sémiologie des maladies respiratoires », *Pneumologie, Encycl med chir (compléter)*. Paris : Elsevier, 1985 : 1-14, 6-000-C-50.

Droits et devoirs

LE PRINCIPE

La pharmacie d'officine est considérée comme un poste de premiers secours permanent par le grand public. En professionnel de la santé, le pharmacien peut et doit prodiguer les premiers soins, conformément à ses obligations civiques et professionnelles. C'est pourquoi la nécessité de porter secours est un devoir auquel le pharmacien ne saurait en aucun cas se dérober.

LES OBLIGATIONS DE L'ÉQUIPE OFFICINALE

L'équipe officinale a une obligation civique de porter secours à une personne en danger.
Les pharmaciens et les préparateurs, comme tous les citoyens, sont tenus de se conformer à l'alinéa 2 de l'article **223-6 du Code pénal** qui dispose que l'on doit porter secours à toute personne en péril. Cette obligation s'applique aussi bien dans la vie privée que dans l'activité professionnelle.
Le pharmacien a une obligation professionnelle de porter secours à une personne en danger.
Le code de déontologie des pharmaciens (art. R. 5015-7 du Code de la santé publique) prévoit que ceux-ci doivent, quelles que soient leurs fonctions et **dans la limite de leurs connaissances et de leurs moyens,** porter secours à toute personne en danger immédiat, hors le cas de force majeure.
Selon cet article, le pharmacien est donc tenu de porter secours à une victime « dans la limite de ses connaissances et de ses moyens ». En vue de lui fournir les connaissances nécessaires, une formation aux techniques de premiers secours est dispensée aux étudiants en pharmacie depuis 1967.
Toutefois, cet enseignement n'est le plus souvent réservé qu'aux seuls étudiants de la filière officine, alors que bon nombre d'étudiants ou de pharmaciens diplômés, quelle que soit leur orientation., ont eu ou auront à exercer au sein d'une officine. L'article R. 5015-7 s'applique pourtant à tous les pharmaciens « quelles que soient leurs fonctions » : industriels, officinaux, répartiteurs, biologistes…

LES RISQUES ENCOURUS

■ Poursuites pénales

La responsabilité pénale intervient lorsqu'une personne commet une infraction (contravention, délit ou crime). Une sanction (peine d'emprisonnement et/ou amende) est alors prononcée par un tribunal, au nom de la société tout entière, à l'encontre de son auteur. La responsabilité pénale est individuelle (l'auteur de l'infraction est personnellement frappé de la sanction).

Infraction	Qui ?	Risques	Texte(s) de référence
Non assistance à personne en péril	Tout membre de l'équipe officinale	5 ans d'emprisonnement 500 000 F d'amende	Article 223-6 du Code pénal

La **non-assistance à personne en péril** est un délit. Les condamnations sont fréquentes en cas de poursuites.

Il y a délit de non-assistance à personne en péril, lorsque les quatre éléments de l'infraction sont présents, c'est-à-dire :

- **une personne en péril :** est considérée comme personne en péril toute victime dont l'intégrité corporelle, la santé ou la vie sont atteintes ou risquent de l'être à brève échéance. Il faut que la personne en danger soit encore vivante quand le secours a été requis. Toutefois, même si la situation est désespérée et/ou que la personne est condamnée, elle doit être considérée comme en péril et une assistance doit lui être obligatoirement apportée ;
- **une possibilité d'assistance directement ou indirectement :** il existe deux possibilités d'assistance : **agir personnellement,** en réalisant des gestes de premiers secours, ou **provoquer un secours,** en alertant le service d'urgence le plus adapté. Les tribunaux considèrent qu'il faut mettre en œuvre le mode d'assistance adapté aux circonstances, et si nécessaire les deux. Cela implique que, averti d'une situation de péril dont l'urgence lui paraît avérée, le pharmacien ne peut pas se contenter d'alerter les secours organisés ; il doit se rendre personnellement sur les lieux puisqu'il a la compétence pour agir personnellement ;
- **l'absence de risques pour soi et les tiers :** le risque doit être sérieux, il doit mettre en danger la santé, l'intégrité corporelle ou la vie du pharmacien ou d'un tiers ;
- **l'abstention volontaire de porter secours :** il faut que l'abstention soit volontaire et ne résulte pas d'un cas de force majeure indépendant de la volonté du pharmacien. Il est donc indispensable de recueillir le maximum d'informations sur l'état de la victime, et si les renseignements sont confus ou incomplets, il ne faut pas hésiter à se déplacer auprès du blessé pour évaluer en toute connaissance de cause la situation.

■ Poursuites civiles

La responsabilité civile intervient lorsqu'un individu commet un acte fautif ayant entraîné un dommage pour une autre personne. L'auteur doit alors réparer le préjudice causé, généralement par une somme d'argent que l'on appelle dommages et intérêts.

La responsabilité civile du pharmacien titulaire oblige celui-ci à réparer les dommages causés à l'occasion de l'exercice de sa profession (ainsi que ceux causés par ses salariés). Cette responsabilité s'applique aussi lorsque le pharmacien porte secours ; certains officinaux craignent alors qu'on ne leur reproche des initiatives imprudentes, des manœuvres inefficaces ou maladroites, susceptibles de provoquer ou d'aggraver les blessures ou l'état de la victime.

La mise en cause de la responsabilité civile, en cas « d'accident » ou « d'incident » à la suite d'un secours ou d'un soin, est possible, bien qu'assez théorique, et ne doit pas constituer un frein à l'action du pharmacien, **s'il ne veut pas risquer de poursuites judiciaires.** Le principe est simple : en cas de faute, les dommages et intérêts seront versés par la compagnie d'assurance de l'officine uniquement si le pharmacien ne s'est pas abstenu de porter secours.

Faute	Qui ?	Risques	Texte(s) de référence
Dommage causé à un tiers	• Le pharmacien titulaire est civilement responsable de ses actes, mais aussi de ceux de ses employés. • C'est la compagnie d'assurance de l'officine qui assurera l'indemnisation de la victime sauf en cas de faute volontaire ou de malveillance indéniable	• Compensation financière. • La gravité du préjudice va conditionner le montant des dommages et intérêts qui seront accordés à la victime par le tribunal	Articles 1382, 1383, 1384 du Code civil

■ Poursuites disciplinaires

La responsabilité disciplinaire intervient lorsqu'un pharmacien commet une faute professionnelle, caractérisée par à un manquement aux règles régissant l'exercice de la profession ou la violation d'une règle déontologique. Les infractions disciplinaires sont jugées par les chambres de discipline de l'Ordre des pharmaciens.

Faute professionnelle	Qui ?	Risques	Texte(s) de référence
Non-assistance à personne en danger immédiat	Tout pharmacien inscrit à l'un des tableaux de l'Ordre et les étudiants en pharmacie autorisés à faire des remplacements	• La réprimande. • Le blâme avec inscription au dossier. • L'interdiction, pour une durée maximum de cinq ans, d'exercer la pharmacie. • L'interdiction définitive d'exercer la pharmacie	Article R. 5015-7 du Code de la santé publique

LE CHAMP D'ACTION DU PHARMACIEN

Le champ d'action du pharmacien d'officine est assez large. Les gestes de premiers secours qu'il peut prodiguer, conformément aux textes réglementaires et législatifs, lui permettent de faire face à toutes les situations d'urgence, sans avoir à se soucier d'éventuelles poursuites judiciaires pour exercice illégal de la médecine.

Il a en effet les compétences et l'obligation effectuer l'ensemble des gestes suivants en cas d'urgence :
- **gestes de premiers secours permettant de préserver l'intégrité physique d'une victime :**
  - la protection et le dégagement d'urgence ;
  - l'alerte ;
  - la victime s'étouffe ;
  - la victime saigne abondamment ;
  - la victime est inconsciente ;
  - la victime ne ventile plus ;
  - la victime est en arrêt cardiaque ;
  - la victime fait un malaise ;
  - la victime présente des signes d'atteinte traumatique ;
- **administration d'un médicament à une victime (sauf par voie injectable).**

CONDUITE À TENIR

Il est indispensable de se déplacer auprès de la victime afin de s'assurer par soi-même de son état ou de la nature du danger (si vous êtes le seul pharmacien présent, il est nécessaire de fermer temporairement l'officine ou de demander à vos collaborateurs de suspendre provisoirement toute délivrance afin de pouvoir sortir de la pharmacie).

Agir personnellement en effectuant les gestes de premiers secours adaptés.

Alerter les secours organisés le plus rapidement possible.

L'administration d'un médicament, même inscrit sur une liste des substances vénéneuses (sauf par voie parentérale), est possible dans une situation d'urgence. Pour cela, le pharmacien jugera de l'opportunité de ses initiatives en fonction de ses compétences et des risques qu'il peut faire encourir à la victime, après avoir **obligatoirement** contacté le **centre 15 (SAMU)** et décidé, conjointement avec le médecin régulateur, d'une stratégie d'intervention. Cela permettra d'une part, d'éviter des initiatives malheureuses et, d'autre part, d'obtenir une « prescription téléphonique » du médecin urgentiste qui « justifiera », si nécessaire, cette prise de décision (les communications téléphoniques avec le SAMU sont enregistrées et conservées).

LE CAS PARTICULIER DE L'EXERCICE ILLÉGAL DE LA MÉDECINE

Dans le cadre des premiers secours, le pharmacien doit éviter tout geste qui peut être considéré comme un exercice illégal de la médecine, délit défini par le Code de la santé publique **(art. L-4146-1).** Ce problème peut être facilement évité puisque les gestes de premiers secours qu'il peut être amené à pratiquer ne constituent pas des actes médicaux, mais des gestes de survie enseignés au grand public.

LES PIÈGES

Ils sont les suivants :
- **refuser de porter assistance** à une personne en danger en dehors de l'officine, sous prétexte que vous êtes le seul pharmacien présent ;
- **un pharmacien qui néglige d'alerter le prescripteur** et le patient **après avoir commis une erreur** dans la délivrance d'un médicament commet aussi le délit de non-assistance à personne en péril (à plusieurs reprises, les tribunaux ont retenu l'article 223-6 du code pénal pour sanctionner des pharmaciens) ;
- le délit de non-assistance à personne en danger est aussi commis lorsque volontairement et sans motifs légitimes :
    - on refuse de se rendre auprès d'une victime en danger ;
    - on refuse de recevoir une victime dans son officine ;
- en ce qui concerne les actes réservés aux médecins et à leurs auxiliaires (infirmières, sages-femmes…), les pharmaciens **ne peuvent et ne doivent pas en principe** les pratiquer (voir « Le champ d'action du pharmacien ») : injection parentérale, détermination de la glycémie… ;
- le principe demeure que l'article 223-6 du Code pénal (non-assistance à personne en péril) prévaut sur l'article R. 5193 du Code de la santé publique, qui exige que les pharmaciens ne délivrent les médicaments contenant des substances vénéneuses uniquement sur prescription d'un praticien autorisé. Il faut **garder à l'esprit que, face à une demande de secours, le pharmacien a une obligation de moyens et qu'il doit toujours agir dans l'intérêt du malade.** Si la victime est déjà sous traitement, le pharmacien peut délivrer sans ordonnance le (ou les) médicament(s) concernés et l'aider à les prendre, uniquement si le médecin traitant de la victime le(s) lui a prescrit(s) précisément pour ce **type d'urgence médicale (malaise…).** Dans tous les cas, le risque d'administrer à tort un médicament existe, c'est pourquoi cette délivrance se fera **uniquement après avis et conseil du médecin régulateur du SAMU.**
- Les premiers secours et les soins d'urgence doivent être gratuits.

POUR EN SAVOIR PLUS

Auby J.-M., Dillemann G. *Droit pharmaceutique.* Paris : Librairies techniques, 2000, fascicule 24-20.
Azéma J. *Le droit pénal de la pharmacie.* Paris : Litec, 1990.
Ordre national des Pharmaciens. *La Lettre des nouvelles pharmaceutiques* n° 69 du 13 mai 1994 et n° 181 du 7 octobre 1999.
Site Internet : http :\\www.urgence.com

Écharde

LA DEMANDE

La personne présente une écharde sous la peau.

LES SIGNES

Une écharde de bois ou de métal s'est enfoncée sous la peau de la victime. **Une extrémité de l'écharde reste accessible.**
Le saignement, peu abondant, s'est arrêté spontanément.
La douleur est présente.

LES SIGNES DE GRAVITÉ

Ce sont les suivants :
- la profondeur : les extrémités de l'écharde ne sont pas accessibles ;
- le terrain : risque infectieux chez le diabétique, le jeune enfant, la personne âgée, l'alcoolique chronique, l'immunodéprimé.

LA CONDUITE À TENIR

Le soignant se lave les mains.
La personne blessée nettoie la peau autour de l'écharde à l'eau et au savon.
Désinfectez une pince à épiler (dans de l'alcool à 90° ou en la passant sur une flamme pendant quelques minutes).
Appliquez quelques gouttes d'antiseptiques incolore (permettant la surveillance) sur la zone lésée.
Avec des gants, essayez de retirer délicatement l'écharde de la plaie avec la pince à épiler. Maintenez la pince le plus près possible de la peau, pincez le bout de l'écharde et tirez, dans l'angle de pénétration, pour essayer de la faire sortir.
Pressez la plaie pour faire sortir une goutte de sang, puis nettoyez à l'eau et au savon et appliquez ensuite un antiseptique incolore.

Protégez par un pansement (le pansement n'adhérera correctement que lorsque la peau sera totalement sèche) :
pansements adhésifs tous prêts.
Assurez-vous de la validité de la vaccination antitétanique de la victime (voir fiche « Tétanos »).
Recommandez à la victime de surveiller l'évolution de sa piqûre et en particulier d'éventuels signes d'infection : rougeur, chaleur, douleur anormale ou gonflement doivent amener à consulter un médecin.

LES PIÈGES

Si l'écharde ne vient pas aisément, se rompt ou se trouve entièrement sous la peau, ne jamais manipuler pour en trouver l'extrémité. Il faudra alors consulter un médecin et considérer la plaie comme une plaie grave (voir fiche « Plaies simples et plaies graves »).

POUR EN SAVOIR PLUS

Cas d'urgence. Formation aux premiers secours, collection multimédia « Apprendre à sauver ». Préventis.

Embolie pulmonaire

LA DEMANDE

Le patient fait un malaise à la suite d'un effort minime.

LES SIGNES

Chez un patient souffrant d'une phlébite, il apparaît brutalement l'un ou plusieurs des signes suivants :
- douleur en coup de poignard, de début brutal et d'intensité rapidement croissante. Latéralisée, souvent de siège basithoracique, elle augmente avec la respiration, les mouvements du tronc et la toux ;
- dyspnée (gêne ventilatoire) ;
- toux ;
- hémoptysie ;
- malaise de type syncopal ;
- tachycardie > 100/min ;
- température > 38,5 °C.

SIGNES DE GRAVITÉ

L'apparition des signes suivants sont des critères de gravité :
- une ventilation supérieure ou égale à 20 mouvements par minute ;
- cyanose des lèvres et des muqueuses ;
- la survenue d'un état de choc (voir fiche « Hémorragie digestive »).

Le décès du patient peut survenir à tout moment par migration d'un caillot de gros volume dans le lit artériel pulmonaire.

LA CONDUITE À TENIR

C'est toujours une urgence qui peut être vitale.
Le patient doit être mis au repos strict.

Si possible, on lui administrera de l'oxygène en inhalation au masque (si disponible) à un débit de 10 à 15 litres par minute.
On alertera le SAMU pour prise en charge immédiate par une équipe de réanimation.

LES PIÈGES

Les signes d'embolie pulmonaire peuvent être masqués ou incomplets. Dans le cas d'un malaise chez un patient traité pour phlébite on évoquera toujours, vu la gravité potentielle, une embolie pulmonaire.
La fréquence de l'embolie pulmonaire, en France, a été estimée à 100 000 cas par an, avec 10 000 décès liés uniquement à l'embolie pulmonaire, soit 3 % de la mortalité générale.

POUR EN SAVOIR PLUS

Samama M.-M.. « Prévention de la thrombose des membres inférieurs », in Priollet P., Samama M.-M. et al. *Progrès en cardiologie* (tome 2). Paris : Doin, 1994 : 208-219.
Even P., Sors H., Safran D. « L'embolie pulmonaire. Pièges et approches diagnostiques ». *Réanimation et médecine d'urgence*. Paris : Expansion scientifique française, 1981 : 127-193.

Entorse

LA DEMANDE

La personne présente une douleur articulaire après un mouvement forcé de l'articulation ; l'os n'est pas cassé, mais les ligaments qui tiennent les os en contact sont distendus ou arrachés.

LES SIGNES

Les circonstances sont essentielles ; il existe la notion d'un traumatisme, d'un choc, d'une chute, l'articulation subit une torsion.
Le mécanisme est celui d'une torsion : torsion de cheville, torsion de genou quand la cheville est bien tenue par des chaussures montantes (accident de ski), retournement d'un doigt au volley-ball en particulier.
Les signes sont les suivants :
- douleur sur l'articulation ;
- gonflement, œdème bien localisé sur l'articulation ;
- coloration bleutée ou rouge de la peau ;
- impossibilité de bouger la zone douloureuse (impotence fonctionnelle) ;
- la personne décrit une sensation de craquement au moment du traumatisme.

SIGNES DE GRAVITÉ

Ce sont les suivants :
- le **craquement** traduit souvent un déplacement important ;
- une ouverture de la peau en regard de l'articulation est une porte d'entrée infectieuse ; une plaie au niveau d'une articulation (risque d'infection intra-articulaire) nécessite un avis médical rapide et une antibiothérapie ;
- les entorses à répétition.

LA CONDUITE À TENIR

■ Froid

En cas de contusion récente (moins de 15 min), il faut appliquer du froid pendant 15 à 20 min. Le froid ne doit pas être appliqué directement mais à travers un linge (risque de brûlure cutanée) ; il faut surveiller l'apparition de cloque ou d'une blancheur et arrêter le refroidissement.

■ Immobilisation

Ne pas bouger l'articulation blessée.
Bloquer l'articulation.

■ Alerte et avis médical

Il faut confirmer l'entorse par un examen médical et des radiographies permettant d'éliminer une fracture associée (entorse avec un arrachement osseux).

LES PIÈGES

Négliger l'entorse : le patient demande un traitement immédiat et repart avec un appui sur l'articulation blessée. Il y a un risque d'aggravation d'une fracture non vu initialement. Une entorse non ou mal soignée devient récidivante et peut nécessiter une chirurgie.

POUR EN SAVOIR PLUS

Site Internet : http://www.rhumato.net/

Extinction de voix (dysphonie), laryngite de l'adulte

LA DEMANDE

Le patient se présente avec une modification de la voix (dysphonie).
Une dysphonie est un trouble de la phonation d'origine laryngée.

LES SIGNES

La laryngite aiguë est l'étiologie la plus fréquente des dysphonies.
Elle est d'origine virale ou bactérienne. Il s'agit d'une inflammation des cordes vocales.
Elle s'accompagne d'une toux rauque non productive avec souvent de la fièvre.
Les autres signes généraux d'infection peuvent être retrouvés comme une asthénie, des frissons, des myalgies diffuses.
L'inflammation du larynx peut aussi être secondaire à un effort vocal.
Les autres dysphonies aiguës sont secondaires à un traumatisme du larynx
Une gêne voire une douleur pharyngée orientera vers une angine et, devant sa persistance, vers une consultation médicale.

SIGNES DE GRAVITÉ

Toute dysphonie persistant plus de 3 semaines est chronique.
On recherche systématiquement d'autres signes fonctionnels pouvant orienter vers une cause précise :
- une otalgie unilatérale évoquant un cancer pharyngolaryngé ;
- une dysphagie (gêne à la déglutition) ;
- une expectoration sanglante ;
- une dyspnée laryngée (gêne ventilatoire prédominant à l'inspiration).

L'un de ces signes, comme l'existence d'une dysphonie chronique, impose un examen des cordes vocales par laryngoscopie en consultation.

LA CONDUITE À TENIR

La dysphonie aiguë persiste quelques jours puis disparaît totalement, néanmoins on peut améliorer les conditions du patient.
Il faut laisser la **voix au repos,** et supprimer l'exposition aux polluants (tabac…).
L'utilisation de collutoires à base d'antiseptiques et d'anesthésiques locaux peut améliorer transitoirement le confort du patient mais **ne doivent pas être prolongés plus de 72 heures.**
Si le patient appartient au groupe des professionnels de la voix : acteur, chanteur, enseignant, profession avec contact avec le public, on évitera les traitements à base d'anesthésiques locaux.
Devant une fièvre persistant plus de 48 heures il faudra orienter le patient vers une consultation médicale pour prescription d'antibiothérapie.

LES PIÈGES

La dysphonie doit être différenciée des modifications de la voix secondaires à un **trouble des articulateurs** (langue, voile du palais, lèvres).
La **dysarthrie** est un trouble de la parole pouvant comporter une dysphonie lors d'un accident vasculaire cérébral.

POUR EN SAVOIR PLUS

Legent F., Rousteau G. « Démarche diagnostique devant une dysphonie ». *Pratique phoniatrique en ORL.* Paris : Masson, 1992 : 15-17.

Fausse couche spontanée ou menace d'avortement

LA DEMANDE

L'incidence des fausses couches spontanées (FCS) précoces est de **15 % dans la population générale.** Elle augmente avec l'âge, pouvant aller jusqu'à 50 % au-delà de 40 ans.
Parmi les femmes qui vont saigner au cours du premier trimestre, en dehors des grossesses extra-utérines (24 %), la moitié évoluera vers une fausse couche.

LES SIGNES

La patiente présente des métrorragies de sang rouge relativement abondantes.
Elle se plaint de douleurs pelviennes d'intensité variable à type de contractions, de coliques ou de douleurs de règles (voir fiche « Douleur de règles »).
Parfois, la personne, étant le plus souvent au courant de sa grossesse, décrit un arrêt des signes sympathiques de celle-ci.

SIGNES DE GRAVITÉ

Elle peut entraîner une hémorragie abondante, voire cataclysmique, nécessitant une aspiration intra-utérine en urgence, surtout si l'œuf reste coincé dans le col.
La patiente présentera alors (voir fiche « Hémorragie digestive ») :
- des malaises ;
- une hémorragie abondante (utilisation de plusieurs serviettes hygiéniques par jour) ;
- une pâleur ;
- un pouls anormalement rapide.

LA CONDUITE À TENIR

On orientera la patiente vers une consultation gynécologique en urgence.

On fera appel au SAMU, centre 15, pour le transport en milieu hospitalier en cas de saignement abondant ou en cas de signes de gravité.

À l'hôpital, le traitement chirurgical par aspiration est toujours possible. Il est recommandé dans les grossesses de plus de 9 semaines d'aménorrhée et nécessaire en cas d'hémorragie abondante. Il est efficace et rapide, mais nécessite une anesthésie générale et peut être source de complications et d'infertilité par les possibles synéchies qu'il entraîne. C'est pourquoi le **traitement médical** est préféré en première intention. L'association la plus fréquemment retrouvée dans la littérature est le RU 486® (mifépristone) et le Cytotec® (misoprostol).

LES PIÈGES

Le principal risque est, devant une hémorragie peu abondante voire minime, de négliger le caractère d'urgence de la consultation, et de méconnaître une grossesse extra-utérine en cours de rupture (voir fiche « Grossesse extra-utérine »).

POUR EN SAVOIR PLUS

Blanc B., Boubli L. *Gynécologie*. Paris : Pradel, 1989.
Cosson M., « Hémorragie génitale », *in AKOS, Encyclopédie de médecine générale*. Paris : Elsevier, 1999, 3-1300, tome 3.

Fièvre

LA DEMANDE

La personne présente une élévation de la température supérieure à 38 °C.

LES SIGNES

Température	Température normale	Fièvre
Centrale	36,4 à 37,9 °C	À partir de 38,3 °C
Rectale	36,6 à 38 °C	À partir de 38,2 °C
Axillaire*	34,7 à 37,3 °C	À partir de 37,4 °C
Orale	35,6 à 37,5 °C	À partir de 37,6 °C
Tympanique	36,4 à 37,9 °C	À partir de 38,3 °C

* ajouter 1 °C à la valeur de la mesure pour avoir un reflet de la température rectale

En cas de fièvre **isolée** :
- par accès : paludisme (malaria) ;
- ondulante : brucellose (fièvre de Malte) ;
- récurrente : borréliose ;
- en plateau : typhoïde ;
- folle : leishmaniose (température variable rapidement sans rythme).

En cas de **voyage récent à l'étranger,** se renseigner sur le mode de vie sur place :
- date et lieu des pays visités ;
- vaccinations réalisées ;
- eau de boisson : salmonellose, shigellose, hépatite virale A ;
- bain en eau douce : bilharziose ;
- piqûres de moustiques ? Quelle prévention du paludisme a été faite (incubation 10 jours) ?

On recherche également :
- contact avec des animaux : toxoplasmose ;
- immunodépression : diabète, alcoolisme chronique, VIH, greffé (cardiaque, rénal) ;
- chimiothérapie anticancéreuse en phase d'aplasie médullaire : diminution importante des globules blancs ;
- traitement en cours : automédication par des antibiotiques ;

- des **signes accompagnateurs** : altération de l'état général, amaigrissement, diarrhée, suppuration, éruption, ictère, céphalée, nausée, vomissements, gêne visuelle, ganglions, toux, expectoration, rhinorrhée.

SIGNES DE GRAVITÉ

Toute fièvre chez un immunodéprimé implique un avis médical.
Tout signe d'accompagnement : recherche de la maladie en cause.

LA CONDUITE À TENIR

Faire baisser la fièvre
- paracétamol : 60 mg/kg/24 h ;
- ibuprofène : 20 à 30 mg/kg/24 h ;
- acide acétylsalicylique : 50 mg/kg/24 h.

Donner un bain : 2 °C sous la température de la personne, pendant 20 minutes, en mouillant bien les cheveux.
Jamais d'aspirine sur une infection virale avec troubles neurologiques : risque de syndrome de Reye (encéphalite virale déclenchée par l'aspirine : connue pour la rougeole).
Jamais d'antibiotique sur une fièvre isolée ce qui masquerait la recherche de germe sur les prélèvements.
En cas de **signe accompagnateur,** prendre un avis médical.

LES PIÈGES

Fièvre simulée chez l'hystérique.
Fièvre masquée par une automédication (antibiotiques et antipyrétiques).
Le paludisme reste la première cause d'une fièvre isolée au retour d'un pays tropical.
Plusieurs infections peuvent se déclencher simultanément.
Typhim Vi® ou Typherix® ne protègent que contre *Salmonella typhi ;* ils ne protègent pas des typhoïdes mineures.

POUR EN SAVOIR PLUS

Pilly E. *Maladies infectieuses.* Éditions C & R, 1985.
Les urgences pédiatriques, coll. « Les dossiers du praticien », n° 478, *Impact médecin hebdo.* Http://www.impact.medecin.fr

Fractures

LA DEMANDE

La personne présente une douleur osseuse ou articulaire intense après un mouvement forcé ou un choc.

LES SIGNES

Les circonstances retrouvent un traumatisme important, un choc direct sur l'os, une chute, une projection (chute de vélo).
La douleur est dite « exquise », l'effleurement de la zone entraîne une douleur vive, intense.
L'impotence est complète, la douleur empêche tout mouvement.
Il peut exister une déformation ; si elle est importante, on parle de fracture déplacée.
On recherche une plaie au niveau de la déformation, même minime, punctiforme : c'est alors une fracture ouverte.
On vérifie que la mobilité et la sensibilité sont conservées à l'extrémité du membre suspect de fracture. Demander si la personne sent quand on la touche et lui demander de bouger les extrémités (orteils ou doigts).
On recherche une atteinte vasculaire en comparant la coloration et la température avec le membre sain. En cas d'atteinte des vaisseaux, l'extrémité du côté blessé est plus pâle et plus froide.

SIGNES DE GRAVITÉ

Une grande déformation entraîne un risque d'atteinte des vaisseaux et des nerfs. Si la circulation est arrêtée, il faut opérer en urgence dans un délai inférieur à 6 heures.
Une plaie entraîne deux risques : hémorragique et infectieux.
La localisation est importante :
- thorax : risque d'hémorragie interne par une côte qui embroche le poumon (hémothorax), la rate ou le foie (voir fiche « hémorragie ») ;
- dos : risque d'atteinte de la moelle épinière ;
- bassin/fémur : risque hémorragique important ;

- crâne : risque d'atteinte du cerveau avec troubles neurologiques divers (voir fiche « Traumatisme crânien »).

LA CONDUITE À TENIR

C'est surtout **l'immobilisation** :
- ne pas bouger l'articulation blessée, empêcher un déplacement qui peut aggraver des lésions internes (nerfs et vaisseaux) ;
- bloquer la zone blessée :
    - membre inférieur : calage avec une couverture roulée en laissant la personne allongée sur le sol ;
    - membre supérieur : pose d'une écharpe simple pour l'avant-bras ;
    - thorax : faciliter la ventilation en mettant demi-assis ou assis ;
    - dos/bassin/fémur : laisser la personne dans la position où on la trouve, lui demander de ne pas bouger en lui expliquant les risques qu'elle encourt. Dans le cas d'une douleur cervicale, si les techniques de premiers secours sont connues, bloquer la tête dans la position où elle se trouve (équivalent d'un collier cervical).

Alerter les secours médicalisés (SAMU, centre 15).
Couvrir en laissant les zones suspectes de fracture visibles.

LES PIÈGES

Une fracture évidente (grand déplacement) peut cacher d'autres lésions moins visibles : bien examiner la personne de façon systématique (partir de la tête et aller jusqu'aux pieds sans rien oublier).
Des signes de détresse circulatoire orientent vers une probable hémorragie interne.
Quand les circonstances du choc sont inconnues, toujours suspecter une atteinte du rachis.

POUR EN SAVOIR PLUS

Cas d'urgence. Formation aux premiers secours, Coll. multimédia « Apprendre à sauver », Preventis.
Chevrel J.-P., Richarme J. *Chirurgie,* tome 1. Paris : Masson SA, 1980.

Fracture de dent (luxation)

LA DEMANDE

Chute avec traumatisme de la face et plaie de la bouche.

LES SIGNES

La dent est cassée : apprécier le niveau de fracture, couronne ou racine.
La dent n'est pas cassée, elle bouge. Apprécier :
• **douleur** spontanée ou provoquée par la morsure ou le froid ;
• **mobilité** de la dent minime ou importante, la dent peut être sortie de l'alvéole ;
• **saignement.**

SIGNES DE GRAVITÉ

Si la **dent est cassée** au 1/3 cervical de la racine, le seul traitement est la prothèse.
En cas de luxation :
• douleur spontanée ;
• mobilité importante ;
• dent sortie de l'alvéole ;
• délais de prise en charge de la luxation : plus de 6 heures ;
• atteinte d'une dent définitive ;
• gencive qui saigne.

LA CONDUITE À TENIR

Vérifier qu'une dent cassée ne soit pas mobile.
On distingue :
• **dent mobile avant l'âge de 6-7 ans :**
    – la dent atteinte est une dent de lait ;
    – il faut faire une radiographie pour éliminer une fracture de la racine ; le morceau cassé peut gêner la pousse de la dent définitive ;

- **dent mobile après l'âge de 6-7 ans :**
    - c'est une **urgence** ;
    - garder la dent ;
    - si la dent est sortie de l'alvéole, il faut la remettre le plus rapidement possible, **en moins de 6 heures** (médecin) ;
    - si la dent bouge, il faut vérifier qu'elle n'est pas fracturée et la bloquer.

LES PIÈGES

Ne pas négliger une dent qui bouge, elle risque de mourir et tomber.

POUR EN SAVOIR PLUS

Dandrau J.-P., Tavera E., Payement G. « Infections aiguës et graves d'origine dentaire », *Encycl. Méd. Chir.* Paris : Éditions techniques, 1996, *Urgences,* 24-157-A-10.

Grossesse extra-utérine

LA DEMANDE
Une patiente présente des saignements vaginaux et un retard de règles.

LES SIGNES
Il s'agit d'une femme jeune, en âge de procréation, qui présente :
- une période d'aménorrhée de quelques jours à quelques semaines ;
- des métrorragies peu abondantes ou des pertes sépia ;
- des douleurs pelviennes.

Elle sait le plus souvent qu'elle est enceinte par les tests de grossesse ou du fait des signes sympathiques.
On retrouvera dans ses antécédents les facteurs de risque suivants :
- une salpingite, en général secondaire à une maladie sexuellement transmissible ;
- des antécédents de chirurgie pelvienne ;
- une stérilisation tubaire ;
- l'utilisation d'inducteurs de l'ovulation et de techniques d'assistance médicale à la procréation.

La grossesse se développe dans une trompe et non dans l'utérus.

SIGNES DE GRAVITÉ
On peut noter :
- des malaises ;
- des lipothymies ;
- une pâleur ;
- un pouls anormalement rapide ;
- un abdomen ballonné et douloureux.

Un tableau d'état de choc peut même s'observer en cas de rupture cataclysmique de la trompe (voir fiche « Hémorragie digestive »).

LA CONDUITE À TENIR
Le traitement consiste à enlever chirurgicalement la grossesse extra-utérine ou à la détruire chimiquement.

La patiente doit être orientée rapidement vers les urgences gynécologiques les plus proches.
En présence de signes de gravité, l'appel au centre 15 doit être immédiat et la patiente sera prise en charge par une équipe médicalisée du SAMU.

LES PIÈGES

La grossesse peut être ignorée, des métrorragies peuvent simuler des règles. Mais leur abondance est anormalement faible.
Parfois, une grossesse intra-utérine peut présenter des métrorragies durant le premier trimestre. C'est l'échographie qui permettra de faire la différence.

POUR EN SAVOIR PLUS

Rozenberg A. « Grossesse extra-utérine », *in Protocoles 97.* Paris : Éditions L & C, 1998, 152-153.
Azoulay P. « La grossesse extra-utérine ». *Rean Soins Intens Med Urg* Lieu : éditeur, 1994 ; 4 : 266-72.

Hématome sous-unguéal

LA DEMANDE

Une personne se présente pour un ongle noir et douloureux.

LES SIGNES

À la suite d'un coup violent sur l'ongle (coup de marteau, doigt dans une porte…), un hématome sous l'ongle apparaît. Non traité, l'ongle va rapidement être soulevé et cet hématome coagule. Une tache noirâtre apparaît et peut persister un à deux mois.
Les premiers jours après le traumatisme, la lésion ressemble à un panaris :
- l'ongle n'est pas encore noir, mais est soulevé par un épanchement ;
- il est entouré d'une rougeur, douloureuse et enflammée avec :
    - **douleur** lancinante ;
    - **chaleur** locale ;
    - **gonflement.**

Par la suite :
- **la douleur** reste **vive** au bout du doigt ;
- **l'ongle est soulevé et devient rapidement bleu-noir.**

SIGNES DE GRAVITÉ

Le **terrain :** risque infectieux chez le diabétique, le jeune enfant, la personne âgée, l'alcoolique chronique, le patient atteint d'artérite ou d'insuffisance veineuse chronique.
À la suite d'un coup très violent, une consultation médicale s'impose afin de rechercher une éventuelle fracture de la phalangette sur les radiographies.

LA CONDUITE À TENIR

L'importance de l'hématome va orienter la conduite à tenir :
- **hématome partiel** situé à la base de l'ongle : le vider dès que possible, de préférence avant que le sang ne coagule :
    - faire chauffer au rouge l'extrémité d'un trombone déroulé (ou un bout de fil de fer) en le tenant à l'aide d'une pincette ;

- percer l'ongle de deux trous en enfonçant délicatement l'extrémité rougie du trombone perpendiculairement à l'ongle ;
- le sang va s'évacuer par l'un des deux trous, le soulagement est quasi immédiat ;
- si nécessaire, presser doucement sur l'ongle afin d'être certain que l'hématome est entièrement évacué ;
- appliquer un antiseptique à large spectre ;
- mettre en place un pansement stérile ;
- vérifier la vaccination antitétanique ;
- surveiller les jours suivants l'apparition de signes d'inflammation ;
- au moindre doute prendre un avis médical ;

• **hématome complet** soulevant la totalité de l'ongle : une consultation médicale est obligatoire, car l'évacuation de l'hématome va nécessiter une anesthésie locale.

LES PIÈGES

Négliger la possibilité de fracture de la phalangette.
Le traitement de l'hématome sous-unguéal nécessite de grandes précautions d'asepsie (port de gants, matériel stérile…). Le recours à une infirmière ou à un service d'urgence hospitalier doit être sérieusement envisagé par l'équipe officinale.

POUR EN SAVOIR PLUS

Chauve J.-Y. *Le Guide de la médecine à distance.* Distance Assistance, 1999.

Hématurie

LA DEMANDE

La personne émet des urines rouges.

LES SIGNES

Ce sont les suivants :
- abondance ;
- la chronologie oriente sur le siège du saignement :
    - une hématurie initiale, c'est-à-dire du début de miction, est d'origine urétro-prostatique ;
    - une hématurie terminale est d'origine vésicale ;
    - une hématurie totale est le plus souvent d'origine rénale ;
- présence de caillots ;
- circonstances d'apparition : infection urinaire, traumatisme, chimiothérapie… ;
- évolution et nombre de mictions hématuriques ;
- fièvre ;
- éruption purpurique.

Il faut tenir compte :
- **des antécédents personnels :**
    - âge ;
    - **facteur de risque de cancer :** tabac, contact avec des colorants, avec des dérivés d'hydrocarbure, irradiation pelvienne… ;
    - lithiase : douleurs lombaires uni- ou bilatérales, progressives ou brutales ;
    - infection urinaire : signes fonctionnels urinaires (brûlures, pollakiurie, dysurie) ;
    - traumatisme, chirurgie de l'appareil urinaire ;
    - origine ethnique pouvant orienter vers une drépanocytose, une bilharziose ; antécédents de voyage en zone d'endémie ;
    - néphropathie connue, diabète ; pour les enfants : les vaccinations antérieures en particulier le BCG doivent être notées ;
- **des antécédents familiaux :** on recherchera un antécédent familial de cancer du rein, de polykystose rénale, de néphropathie… ;

- **des traitements en cours :**
    - anticoagulants ;
    - médicaments pouvant entraîner une coloration des urines ;
    - médicaments parfois responsables d'atteinte rénale : pénicilline, rifampicine, anti-inflammatoires non stéroïdiens…

LA CONDUITE À TENIR

Tout d'abord éliminer ce qui n'est pas une hématurie :
- **prise de rifampicine, phénylindanedione, métronidazole, sulfasalazine, érythromycine, piramidon, vitamine B12, nitrofurantoïne…;**
- **présence de pigments éliminés dans les urines ;**
- **ingestion de certains aliments : betteraves, mûres, bonbons à l'aniline ;**
- **contamination des urines par du sang de voisinage :** cette contamination se rencontre en particulier lors des règles, métrorragies, urétrorragies (émission de sang par le méat urinaire en dehors des mictions, correspondant le plus souvent à une plaie de l'urètre), dans les hémospermies.

Une consultation médicale est obligatoire.

LES PIÈGES

Un traitement anticoagulant n'explique pas à lui seul une hématurie. Il faut toujours rechercher la lésion qui saigne.

POUR EN SAVOIR PLUS

Protocoles : urgences, plans et schémas thérapeutiques 99, Éditions scientifiques L & C.
Joly D. « Hématurie », *in AKOS, Encyclopédie de la médecine générale.* Paris : Elsevier, 1998, 1-0660, tome 1.

Hémoptysie

LA DEMANDE

La personne émet un crachat de sang après un effort de toux.

LES SIGNES

On retrouve :
- toux ;
- crachats sanglants ou avec des stries rouges (crachats hémoptoïques) ;
- respiration bruyante, gargouillis.

Interroger la personne sur :
- une infection récente (fièvre, toux purulente) ;
- la prise de médicaments (antiagrégants plaquettaires, anticoagulants) ;
- une douleur thoracique (embolie pulmonaire) ;
- la prise de tabac (cancer du poumon).

SIGNES DE GRAVITÉ

■ Signe de détresse ventilatoire

Le mécanisme est celui d'une noyade des alvéoles par l'hémorragie :
- sueurs (augmentation du CO_2 sanguin) ;
- cyanose (diminution de l'O_2 sanguin) ;
- incapacité de parler (épuisement) ;
- troubles de la conscience, angoisse, agitation ;
- fréquence ventilatoire accélérée > 30/min (normale : 12 à 20 respirations par minute pour un adulte au repos) ;
- pause ventilatoire ou arrêt ventilatoire.

■ Signes de détresse circulatoire

Le mécanisme est celui d'une perte de sang importante, ce qui est rare car la « noyade » survient le plus souvent avant la détresse circulatoire :
- pâleur ;

- pouls accéléré ;
- extrémités froides ;
- la personne a froid ;
- baisse de la pression artérielle (appareil de prise de tension automatique).

LA CONDUITE À TENIR

Installer la personne en position demi-assise ou assise.
Alerter le SAMU, centre 15.
Administrer de l'oxygène à haut débit en attendant les secours : 15 litres/min (sur prescription téléphonique par le médecin du SAMU, centre 15).
Rassurer.
Surveiller la conscience et la ventilation.

LES PIÈGES

Rechercher une prise d'aspirine, d'anticoagulant.
Ne pas confondre avec une embolie pulmonaire (voir fiche « Embolie pulmonaire »).

POUR EN SAVOIR PLUS

Goulon M. « Les insuffisances respiratoires aiguës », *in Les Urgences.* Paris : Maloine, année, 87-138.

Hémorragie

LA DEMANDE

La personne vient de se blesser, de se couper. Elle tient la zone blessée dans un linge ensanglanté.

LES SIGNES

On retrouve un écoulement de sang qui imbibe en quelques secondes un mouchoir en papier. Rechercher :
- un corps étranger dans la plaie ;
- une fracture ouverte.

SIGNES DE GRAVITÉ

Ce sont les signes de détresse circulatoire, le mécanisme étant celui d'une perte de sang importante :
- pâleur : visible à l'intérieur des lèvres ;
- pouls accéléré (> 100 battements par minutes) ;
- extrémités froides ;
- la personne a froid et soif ;
- baisse de la pression artérielle (appareil de prise de tension automatique) ;
- agitation, angoisse.

Les autres signes de gravité sont :
- **fracture** associée (voir fiche « Fractures ») ;
- **section** de membre (voir fiche « Section de membre ») ;
- **traitement** par un anti-agrégant plaquettaire ou un anticoagulant.

LA CONDUITE À TENIR

Dans tous les cas :
- **se protéger :** mettre un gant ou la main dans un sac en plastique (type supermarché) ;
- **allonger** la personne ;
- **alerter** le SAMU, centre 15.

En l'absence de corps étranger ou de fracture :
- **appuyer** fermement avec la main protégée sur l'endroit qui saigne ;
- si le saignement s'arrête, faire un relais avec un tampon compressif :
    – compresses avec bandage serré ;
    – chiffon avec une cravate, une ceinture ou une écharpe ;
    – coussin hémostatique d'urgence (CHUT®).

En cas d'impossibilité d'appuyer localement, réaliser un point de compression à distance : écraser l'artère en amont de la plaie contre un plan dur osseux :
- hémorragie de la carotide : point de compression carotidien (écraser la carotide contre la colonne vertébrale en arrière) ;
- hémorragie du membre supérieur : point de compression sous-clavier (appui sur la première côte) ou huméral (appui sur l'humérus) ;
- hémorragie du membre inférieur : point de compression fémoral (appui sur le fémur) ou au pli de l'aine (appui sur le bassin).

Dans certaines situations — échec du point de compression, plusieurs victimes dont une qui nécessite un point de compression, obligation de quitter la victime pour aller alerter — on peut être amené à poser un garrot. Il vaut mieux **poser un garrot** que de laisser saigner. La levée du garrot se fera à l'hôpital avec peu de risque pour la personne, le protocole médical étant bien codifié.

La technique de pose du garrot est la suivante :
- sur une zone où il y a un seul os : membre supérieur (humérus : bras) ou membre inférieur (fémur : cuisse) ;
- avec un lien large, non élastique ;
- il doit rester visible ;
- noter l'heure sur 24 heures (ex. : 15 h 15) ;
- ne jamais le desserrer.

Si **l'hémorragie** est **importante, surélever** les jambes pour transférer le sang des jambes vers les organes nobles (cerveau, cœur, foie, reins). **Ne jamais les rabaisser.**

Il y a des cas particuliers :
- hémorragie sur une **fistule de dialyse** artério-veineuse : il faut pratiquer un arrêt d'hémorragie à distance (point de compression) pour éviter la thrombose de la fistule (la fistule se ferme et impossibilité de dialyser par la suite) ;
- épistaxis : voir fiche « Hémorragie nasale » ;
- hématémèse : voir fiche « Hémorragie digestive » ;
- hémoptysie : voir fiche « Hémoptysie » ;
- métrorragie : voir fiche « Fausse couche spontanée ».

LES PIÈGES

L'hémorragie s'est arrêtée par baisse de la pression sanguine, il y a une perte de sang importante. Le patient peut présenter une détresse circulatoire.

POUR EN SAVOIR PLUS

Attestation de formation aux premiers secours, fiches pédagogiques et techniques, France-Sélection.

Formation aux activités de premiers secours en équipe, fiches pédagogiques et techniques, 2ᵉ édition, France-Sélection.

Croix-Rouge Française, « Premiers secours en équipe », *Guide de l'équipier,* Les éditions de la Croix-Rouge, SAD, 23-25 rue d'Épluches, 95310 Saint-Ouen-l'Aumône.

Hémorragie digestive

LA DEMANDE

Le malade se plaint de saignements lors de vomissements ou par l'anus.

LES SIGNES

On distingue :
- les **hémorragies digestives hautes** (90 % des cas) : œsophagiennes (varices) et gastroduodénales (gastrite, ulcère, cancer) ;
- les **hémorragies digestives basses** (10 %) : jéjunales, iléales et colorectales (colite, diverticulite, cancer).

Trois symptômes principaux en cas d'extériorisation :
- **hématémèse :** vomissements de sang rouge ou couleur « marc de café » (sang digéré) ;
- **rectorragies :** excréments diarrhéiques rouges (signe en général une hémorragie massive et ne permet pas de trancher sur l'origine du saignement) ;
- **méléna :** selles noires, couleur goudron (signe tardif : plusieurs heures après le saignement).

SIGNES DE GRAVITÉ

La **gravité** est jugée sur les signes de spoliation sanguine pouvant aller jusqu'à **un état de choc** gravissime :
- vertiges en position debout ;
- tachycardie (qui peut être masquée par la prise de bêtabloquants ou une réaction vagale) ;
- pâleur, décoloration des conjonctives, sensation de soif ;
- pression artérielle systolique inférieure à 100 mm Hg ;
- mauvaise tolérance de l'anémie : angor, dyspnée, troubles de la conscience.

LA CONDUITE À TENIR

On orientera le patient vers une consultation médicale en urgence.

On fera appel au SAMU, centre 15, pour le transport du malade en milieu hospitalier en cas de saignement encore actif ou en cas de signe de gravité.

LES PIÈGES

On peut confondre avec une épistaxis déglutie puis extériorisée par vomissements en cas d'hématémèse. Néanmoins, devant le risque vital que représente une hémorragie digestive, on orientera toujours le malade vers une consultation médicale (voir fiche « Hémorragie nasale »).

POUR EN SAVOIR PLUS

Hochain P., Colin R. *Epidémiologie et étiologie des hémorragies digestives aiguës en France.* Rev Prat (Paris) ; 45 : 2277-82.

Hémorragie nasale (épistaxis)

LA DEMANDE
Le patient se présente avec une hémorragie nasale le plus souvent unilatérale.

LES SIGNES
Elle survient classiquement chez un adolescent ou un adulte jeune sans antécédents, après une exposition au soleil, un exercice sportif ou un grattage intempestif.
Le saignement provient de la rupture de capillaires situés au niveau de la tache vasculaire, sur la partie antéro-inférieure de la cloison nasale.
L'interrogatoire recherchera toujours dans les antécédents une affection générale qui peut être une cause d'épistaxis :
- une hypertension artérielle, souvent chez un patient de plus de 50 ans, classiquement avec une épistaxis postérieure sévère ;
- une cardiopathie, en particulier mitrale ;
- un traitement par les anticoagulants, l'aspirine, la phénylbutazone, des médicaments myélotoxiques ;
- une maladie hémorragique héréditaire : hémophilie, maladie de Willebrand, maladie de Glanzmann ;
- une hémopathie : leucémie, aplasie sous chimiothérapie ;
- une insuffisance hépatique, une insuffisance rénale, un diabète.

SIGNES DE GRAVITÉ
Une épistaxis récidivante ou ne cédant pas par compression locale nécessitera une prise en charge du patient par un ORL.
L'épistaxis postérieure sera toujours traitée par méchage profond, donc médical.
Chez un patient présentant une épistaxis liée à une affection générale (retrouvée à l'interrogatoire), on proposera toujours une consultation médicale en urgence.
L'épistaxis est le plus souvent bénigne, mais on peut en mourir.
La quantité de sang perdu est jugée en fonction de l'état général du patient : un pouls accéléré, une pâleur intense, une chute de la pression artérielle, une angoisse ou des sueurs (voir « Arbre décisionnel face à une détresse circulatoire »).

LA CONDUITE À TENIR

L'hémostase est assurée simplement et rapidement, en position assise et tête penchée en avant, par compression digitale de l'aile du nez **pendant dix minutes minimum.** Une compresse imbibée d'eau oxygénée ou d'alginate de calcium (Algostéril®) ou mieux une compresse résorbable (Surgicel®) peut éventuellement être mise en place dans la narine correspondante.
La cautérisation de la tache vasculaire sera envisagée secondairement afin d'éviter la récidive.
Si l'épistaxis est abondante, le médecin généraliste réalise un tamponnement antérieur, toujours bilatéral pour avoir une compression efficace, après mouchage des caillots et anesthésie locale à la Xylocaïne® à 5 % en spray. Ce tamponnement peut être effectué à l'aide de mèches grasses tassées dans les fosses nasales antérieures.
L'impossibilité de contrôler le saignement et l'importance de la détresse circulatoire (voir « Signes de gravité ») justifient une réanimation par le SAMU et le transfert en milieu hospitalier spécialisé.

LES PIÈGES

Il faut toujours se méfier des causes secondaires d'hémorragie nasale nécessitant une hospitalisation pour stopper une hémorragie récidivante :
- traumatisme cranio-facial : choc direct sur le nez avec fracture des os propres du nez ou de la face ;
- tumeur bénigne : fibrome naso-pharyngien de l'adolescent ou un polype de la cloison ;
- tumeur maligne des sinus, des fosses nasales ou du cavum ;
- infection ou inflammation locales : rhinite, sinusite ;
- **corps étranger nasal associé à une obstruction unilatérale et fétide chez un enfant de 2 à 3 ans ;**
- maladie hémorragique locale : maladie de Rendu-Osler (angiomatose hémorragique familiale).

POUR EN SAVOIR PLUS

Legros M., Longuebray A., Desphieux J.-L. « Épistaxis ». *Otho-Rhino-Laryngologie, Encycl Méd Chir.* Paris : Elsevier, 1986 : 8 p, 20310 A, 10.

Hémorroïdes (poussée hémorroïdaire)

LA DEMANDE

Les hémorroïdes gênent un adulte sur trois. La plainte peut être variée : prurit, saignement, douleur ou procidence.
Ce sont des « varices » des veines situées à la jonction de l'anus et du rectum.
Les facteurs déclenchants sont variés, parfois discutables, mais souvent retrouvés :
- prédisposition familiale ;
- troubles du transit (constipation, diarrhée) ;
- épisodes de la vie génitale chez la femme (grossesse, accouchement, règles, facteurs hormonaux) ;
- irritation locale (suppositoires, pommades, laxatif irritant) ;
- facteurs alimentaires (excès de table, épices, alcool, café) ;
- sports (cyclisme, équitation) ;
- efforts violents ;
- sédentarité.

LES SIGNES

Le **prurit,** qui survient après chaque selle, est souvent lié à une surinfection ou à une mycose.
Le **saignement rouge vif,** artériolaire, survenant avec ou après la selle, peu abondant, laissant une trace sur le papier ou la cuvette des toilettes.
La **douleur** lors du passage d'une selle dure liée à une constipation.
La **procidence hémorroïdaire,** localisée ou circulaire, pouvant alors s'extérioriser avec la selle et se réintégrer spontanément, ou n'être réintégrée qu'avec le doigt, ou enfin être permanente (grades 2, 3 et 4 respectivement).
Il est impossible de faire le diagnostic d'hémorroïdes internes sans anuscopie. La différence entre externe et interne est fonction de la position de l'hémorroïde par rapport au sphincter anal.

SIGNES DE GRAVITÉ

La **thrombose hémorroïdaire** se manifeste par une douleur violente de la marge anale, à début brutal, localisée, permanente, non liée aux évacuations ; c'est la seule complication des hémorroïdes externes.

La **fissure anale** se caractérise par une douleur discontinue, provoquée et rythmée par la défécation. Initiée par le passage de la selle, elle persiste (douleur en un temps) ou reprend après une accalmie transitoire (douleur en 2 temps) pour une durée variable, avant de disparaître jusqu'à l'exonération suivante. Cette chronologie est très spécifique ; elle est ressentie soit comme une simple déchirure, soit comme une brûlure plus ou moins vive et intolérable. Elle peut durer quelques minutes ou quelques heures, rester localisée à l'anus ou irradier dans le dos, les fesses, les cuisses, les organes génito-urinaires.

L'abcès anal sur fistule se caractérise par une douleur violente de la marge anale, avec sensation de tension, et écoulement purulent.

LA CONDUITE À TENIR

On aura recours au traitement médical :
- topiques anti-hémorroïdaires locaux : marron d'inde, hamamélis, souvent associés à des anesthésiques locaux (Rectoquotane®, Proctolog®, Ginkor-proto®…) ;
- topiques anti-inflammatoires locaux (pommades à base de dérivés cortisoniques) dont l'efficacité est vérifiée mais sont uniquement disponibles sur prescription médicale (Deliproct®, anti-hémorroïdaire Cassene®…) ;
- anti-inflammatoires non stéroïdiens par voie générale (orale) ;
- les phlébotoniques par voie orale n'ont pas fait preuve de leur efficacité : on utilisera les flavonoïdes à forte dose (Daflon® 2 cp 3 fois par jour).

Des mesures d'hygiène locale et générale sont indissociables du traitement :
- suppression des facteurs de risque (voir plus haut) ;
- toilette locale au savon de Marseille impérative après chaque selle ;
- bains de siège tièdes.

Ces médications seront associées à la régulation du transit intestinal (mucilages, son, laxatifs osmotiques ou osmo-hydratants).

En cas de récidive ou de signes de gravité, le traitement par un proctologue avec acte chirurgical est indispensable.

LES PIÈGES

Certaines erreurs sont à éviter :
- attribuer à des hémorroïdes des symptômes dont elles ne sont pas responsables. Tout saignement doit nécessiter une coloscopie et un bilan proctologique. Un **cancer du colon** peut être masqué par des hémorroïdes ;

• prescrire des toniques veineux en oubliant de traiter la constipation.
L'épithélioma épidermoïde du canal anal dans sa forme fissuraire peut se confondre avec une fissure anale ; c'est la biopsie qui fera la différence.
Les rectorragies liées à une pathologie colique peuvent être associées à une hémorroïde.

POUR EN SAVOIR PLUS

« Limites du conseil pharmaceutique », *Prescrire,* 1989, 82, 56-57.
Bigard M.-A. « Maladie hémorroïdaire. Les hémorroïdes ne sont pas des varices ». *Rev Prat Med Gen,* 1996 ; 10 : 29-34.
Giroud J.-P., Hagège C. *Se soigner seul sans danger.* Éditions du Rocher, 1994.

Hypertension artérielle (poussée d')

LA DEMANDE

Le malade hypertendu connu se présente pour un malaise, avec grande fatigue.

LES SIGNES

Le patient à l'interrogatoire se plaint de :
- céphalées, vertiges ;
- nausées, vomissements ;
- « mouches volantes », troubles de la vision ;
- fatigue, apathie, troubles de la conscience ;
- épistaxis (voir fiche « Hémorragie nasale ») ;
- bourdonnements d'oreille.

Sa pression artérielle systolique dépasse 160 mmHg (chez un patient qui n'est pas hypertendu d'habitude).
On recherchera toujours une rupture de traitement.(poussée d'HTA par « effet rebond »).

SIGNES DE GRAVITÉ

Ils se caractérisent par l'apparition :
- de douleur thoracique ;
- de dyspnée pouvant traduire la survenue d'un œdème du poumon ;
- d'un état confusionnel ;
- d'une crise convulsive ou d'autres signes neurologiques.

Lorsque la pression artérielle systolique dépasse 220 mmHg, il existe un danger sérieux.

LA CONDUITE À TENIR

En cas de poussée hypertensive débutante la consultation médicale s'impose en urgence.

En présence de signe de gravité, on alertera le centre 15 qui dépêchera une équipe médicale. Dans ce cas, on pourra, avec l'accord du médecin régulateur du SAMU, donner au patient 1 bouffée de dérivés nitrés en sublingual à répéter au bout de 15 minutes si les signes persistent. On contrôlera si possible la pression artérielle systolique du patient toutes les 5 minutes.

LES PIÈGES

Une pression artérielle peut être sous-estimée par l'utilisation d'un brassard de tensiomètre trop gros pour le patient, ou surestimée avec un brassard trop petit chez un patient obèse.

POUR EN SAVOIR PLUS

Carpentier F. *et al.* « Hypertension au service d'accueil et d'urgence », *Conférence de consensus en médecine d'urgence.* Rean. Urg. 1994 ; 3 (4 bis) : 493-503.

Infarctus du myocarde

LA DEMANDE

Le patient se plaint d'une douleur thoracique qui ne cède pas au repos ou sous trinitrine. Elle est liée à l'occlusion d'une artère coronaire, qui provoque un défaut d'irrigation et donc d'oxygénation du muscle cardiaque (myocarde). Le muscle non oxygéné souffre, c'est l'ischémie, puis meurt, c'est la nécrose.

L'infarctus du myocarde est souvent la complication d'une angine de poitrine, mais reste inaugural de la maladie coronarienne dans 30 % des cas.

LES SIGNES

Cette douleur est semblable à celle de l'angine de poitrine (voir fiche « Angine de poitrine ») :
- constrictive en étau ou en barre ;
- part vers les épaules, la mâchoire inférieure ou les avant-bras (discrète prédominance gauche) ;
- persiste au repos ;
- ne cède pas complètement en 15 min avec un dérivé nitré donné en sub-lingual.

Le pouls du patient est accéléré ; ce dernier est angoissé.
Le patient peut présenter les mêmes facteurs de risque de maladie coronarienne que dans la crise d'angine de poitrine (voir fiche « Angine de poitrine »).
Souvent, le patient présente des antécédents cardiologiques : pontage coronaire, angioplastie ou dilatation coronaire, pose de stent (prothèse endoluminale permettant le maintien du calibre de l'artère coronaire), traitement à visée coronarienne (voir fiche « Angine de poitrine »).

SIGNES DE GRAVITÉ

Le pouls est lent (bradycardie) ou irrégulier (signe la présence d'extrasystoles) : cela peut déboucher sur un arrêt cardio-ventilatoire (voir fiche « Arrêt cardio-ventilatoire »).
Parfois, le patient souffre de nausées et vomissements.
Des signes d'état de choc cardiogénique peuvent apparaître :
- le pouls s'accélère ;
- la ventilation s'accélère ;
- pâleur ;
- le pouls radial disparaît ;
- la pression artérielle systolique chute (collapsus).
- sensation de froid et de soif ;
- angoisse, peur de mourir ;
- des sueurs apparaissent ;
- marbrures sur membres inférieurs et abdomen ;

De même, des signes d'insuffisance cardiaque peuvent survenir (voir fiche «œdème aigu du poumon »).

LA CONDUITE À TENIR

Le pronostic de l'infarctus, à la phase initiale et ultérieurement, est étroitement lié à l'étendue de la nécrose qui conditionne le degré de dysfonction du ventricule gauche.
Le rétablissement de la perméabilité coronaire dans les 12 premières heures limite l'étendue de l'infarctus et réduit la mortalité, l'effet bénéfique étant d'autant plus important que la revascularisation est plus précoce.
La thrombolyse, qui peut être débutée au domicile par le SAMU, recanalise l'artère coronaire dans 68 % des cas si elle est administrée avant la 6e heure après le début de la douleur.
L'angioplastie donne des résultats supérieurs à condition d'être réalisée sans retard par une équipe entraînée. Le choix entre les deux stratégies dépendra donc des structures médicales existantes.
D'où la nécessité d'appeler le SAMU le plus précocement possible.
En attendant l'équipe médicalisée, on peut administrer des dérivés nitrés d'action rapide (par exemple trinitrine sublinguale), après accord du médecin régulateur, si la pression artérielle systolique est supérieure à 100 mmHg, en laissant le patient allongé.
Si on dispose d'oxygène, il peut être donné au patient à un débit de 6 litres par minutes au masque.

LES PIÈGES

Parfois, l'infarctus peut se révéler par une douleur épigastrique. Dans ce cas, la douleur est souvent associée à des nausées et à un pouls ralenti.
Les complications à type de troubles du rythme pouvant déclencher une fibrillation ventriculaire (forme d'arrêt cardio-ventilatoire) sont imprévisibles et peuvent survenir à tous les stades de la maladie. La prise en charge la plus précoce limite ces risques.

POUR EN SAVOIR PLUS

« Infarctus du myocarde », 1re partie. *Arch Mal cœur* 1992 ; 85 : 661-798.
« Infarctus du myocarde », 2e partie. *Arch Mal Cœur* 1992 ; 85 : 1647-753.
« Acute myocardial infarction : pre-hospital and in-hospital management ». *Guidelines of the European Society of Cardiology.* Eur Heart J 1996 ; 17 : 43-63.
Cristofini P. « Infarctus du myocarde », *in* Carli P., Riou B. *Urgences médico-chirurgicales de l'adulte.* Paris : Arnette-Blackwell, 1992, 61-85.

Immobilisation d'un traumatisme

LA DEMANDE

À la suite d'un choc, la personne se plaint d'une douleur osseuse ou articulaire.

LES SIGNES

Les circonstances permettent d'apprécier la violence du choc et la possibilité de lésion qui en découle.
La douleur est présente.
Il y a :
- une impotence fonctionnelle : la personne ne peut pas bouger la zone blessée douloureuse ;
- une déformation : œdème ou angulation anormale du membre ;
- un hématome ou un érythème.

SIGNES DE GRAVITÉ

Les **circonstances** aggravantes sont :
- chute de plus de trois mètres de haut ;
- fracture de deux os longs ;
- perte de connaissance initiale ;
- un mort dans le même accident ;
- absence de ceinture ou de casque ;
- éjection du sujet.

Les **localisations** dangereuses sont :
- crâne (voir fiche « Traumatisme crânien ») ;
- rachis cervical, dorsal, lombaire : risque d'atteinte de la moelle épinière et de paralysie ;
- thorax : risque de détresse ventilatoire ;
- bassin : risque hémorragique ;
- fémur : risque hémorragique.

Le **bilan en aval** recherche :
• **une atteinte nerveuse** : rechercher la sensibilité (la personne sent quand on la touche), la motricité (la personne bouge ses orteils, ses doigts) ;
• **une atteinte vasculaire** : rechercher une différence de coloration et de température (comparativement à l'autre membre). Si le membre est froid et décoloré, il y a une atteinte vasculaire (urgence chirurgicale dans les 6 heures).

LA CONDUITE À TENIR

Dans tous les cas :
• ne pas bouger la personne ;
• alerter le SAMU, centre 15 ;
• rassurer ;
• couvrir sauf la zone blessée ;
• surveiller.

Immobiliser :
• rachis : dans la position où il se trouve, bien stable sur le sol, bloquer la tête avec les deux mains, chacune à hauteur de chaque oreille, ne plus relâcher jusqu'à un relais par les secours ;
• avant-bras : écharpe simple ;
• bras : écharpe et contre-écharpe ;
• fémur et jambe : caler au sol pour éviter un déplacement.

LES PIÈGES

Toujours rechercher des lésions associées, moins évidentes mais pouvant mettre la vie en jeu.

POUR EN SAVOIR PLUS

Croix-Rouge Française, « Premiers secours en équipe », *Guide de l'équipier,* Les éditions de la Croix-Rouge, BOSS, 23-25 rue d'Épluches, 95310 Saint-Ouen-l'Aumône.

Intoxication par champignons et végétaux

LA DEMANDE

Une personne se présente à l'officine pour des douleurs abdominales après avoir consommé des champignons ou des baies.

LES SIGNES

Les signes d'intoxication sont multiples :
- troubles digestifs (nausées, vomissements, diarrhée, colique) ;
- céphalée ;
- asthénie ;
- soif ;
- polyurie.

SIGNES DE GRAVITÉ

Ce sont les suivants :
- fièvre ;
- hallucination ;
- troubles de conscience ;
- perte de connaissance ;
- troubles visuels ;
- sueurs ;
- myosis ou mydriase ;
- anomalie du pouls : inférieur à 40/min ou supérieur à 130/min.

LA CONDUITE À TENIR

Il faut :
- rassurer la victime ;
- effectuer un bilan des fonctions vitales de la victime et agir en conséquence ;
- **ne pas faire vomir la victime** sans avis du médecin régulateur du SAMU ;

- **ne pas faire boire (eau, lait...) ni faire manger la victime ;**
- interroger l'entourage et la victime :
    - identifier la nature et la quantité supposées de champignon et/ou de plante absorbés : plante fraîche ou sèche, et l'organe ingéré : fruit, racine, tige, feuille... ;
    - heure et mode de consommation du champignon et/ou de la plante (cuisson...) ;
    - délai entre l'ingestion du champignon et/ou de la plante et l'apparition des symptômes ;
    - âge et poids de la victime ;
    - antécédents et traitements en cours ;
    - premiers signes constatés (signes cliniques) ;
    - détermination de l'odeur de l'haleine de la victime ;
    - évaluation de la coloration de la peau et des conjonctives ;
    - recherche et recueil du champignon et/ou de la plante concernés ;
- si l'intoxiqué est conscient : lui parler, le stimuler afin de retarder un éventuel endormissement ;
- alerter le SAMU 15 en priorité ;
- possibilité de donner un antidote **uniquement sur avis** du médecin régulateur du SAMU ;
- s'il y a lieu, recueillir les vomissements et les garder pour analyses ;
- surveiller la victime en attendant les secours.

LES PIÈGES

L'apparition de symptômes plus de 6 heures après la consommation de champignons nécessite une hospitalisation d'urgence.
Éviter l'identification de champignons et de végétaux sur photos, les erreurs sont très fréquentes, faire appel, si possible, à un mycologue ou à un botaniste.
Seul le médecin régulateur du SAMU pourra décider de l'opportunité de provoquer un vomissement chez la victime.
Les centres anti-poison sont des services de documentation toxicologique qui répondent par téléphone 24 h/24 et 7 j/7 aux appels des professionnels de santé (service hospitalier, SAMU...) et du public. Il est donc impératif d'alerter en priorité le SAMU, centre 15.

POUR EN SAVOIR PLUS

Bruneton J. *Plantes toxiques. Végétaux dangereux pour l'homme et les animaux,* Paris : Tec Doc Lavoisier, 1996.
Debelmas A.-M. et Delaveau P. *Guide des plantes dangereuses.* Paris : Maloine, 1983.
Bon M. *Les Champignons de France et d'Europe occidentale.* Paris : Arthaud, 1988.

Intoxications médicamenteuses principales

La liste jointe n'est pas exhaustive et ne tient compte que de la fréquence des intoxications ou de leur gravité.

PARACÉTAMOL

C'est un toxique à action retardée (12 à 24 heures).
Les symptômes n'apparaissent qu'à la 16e heure après l'intoxication : anorexie, vomissement, épigastralgies. Ces signes, qui traduisent la destruction des hépatocytes, se majorent : hépatalgie, ictère et atteinte rénale. L'évolution se traduit par une insuffisance rénale, hépatique et pancréatique qui conduisent au décès entre le 3e et le 7e jour.
Il existe un antidote : la N-acétylcystéïne, efficace si elle est administrée dans les 10 heures.
La toxicité est certaine au-dessus de 7,5 g chez l'adulte.
En cas de doute sur la dose absorbée, de dose toxique ou de prise dans un but suicidaire, l'hospitalisation est indispensable.

ASPIRINE

La dose toxique est de 10 g pour l'adulte.
Les symptômes sont de divers ordres :
- neurologiques : troubles sensoriels (acouphènes, chute de l'audition) puis somnolence, coma, convulsions ;
- ventilatoire : accélération de la ventilation (par atteinte des centres nerveux et acidose sanguine) ;
- digestif : nausées, vomissements, épigastralgie, hématémèse ;
- hyperthermie et déshydratation.

L'hospitalisation est nécessaire pour déterminer la salicylémie et adapter le traitement.

CHLOROQUINE

L'intoxication par chloroquine est grave par toxicité cardiovasculaire (troubles de conduction électrique intraventriculaire).

Le tableau clinique initial est faussement rassurant ; l'arrêt cardiaque peut survenir dans les 3 heures qui suivent l'ingestion.
La prise en charge doit toujours être médicalisée, même en l'absence de signe clinique.
C'est un sujet à surveiller étroitement en attendant l'équipe médicale.

BÊTABLOQUANTS

Les premières manifestations de surdosage sont cardio-vasculaires : bradycardie intense, hypotension artérielle, trouble de la conduction de l'influx cardiaque pouvant entraîner un arrêt cardiaque.
Il peut s'y associer une hypoglycémie et des convulsions.
Parfois, l'hypotension artérielle peut provoquer, par chute du débit cérébral, un coma.
Rarement on observe un bronchospasme (voir fiche « Asphyxie, asthme »).
Le traitement en urgence fait appel au glucagon et aux catécholamines, le patient doit être hospitalisé en milieu de soins intensifs par une équipe de réanimation.
En attendant les secours et en l'absence de détresse ventilatoire, on allongera le patient et on surveillera constamment l'état de conscience et le pouls.

DIGITALIQUES

C'est le plus souvent une intoxication par surdosage accidentel, surtout chez les personnes âgées.
La mortalité est proche de 20 %.
La symptomatologie est digestive (vomissements, douleurs abdominales et diarrhée), neurosensorielle (obnubilation, agitation, céphalées, troubles visuels), et surtout cardiaque (troubles de la conduction, bradycardie, troubles du rythme cardiaque).
Ce sont les troubles cardiaques qui conduisent au décès du patient.
Le pronostic de l'intoxication est nettement amélioré par l'utilisation d'anticorps antidigitaliques.
L'hospitalisation précoce est donc obligatoire pour permettre ce traitement.

INSULINE

C'est le plus souvent une erreur thérapeutique qui produit une hypoglycémie, pouvant évoluer vers un coma hypoglycémique.
Le traitement consiste à resucrer le patient. En cas de troubles de la conscience, le resucrage par voie orale est impossible car il fait courir le risque de fausse route. Il peut commencer en urgence par une injection intramusculaire de glucagon, souvent peu efficace le sujet ayant épuisé ses réserves hépatiques de glycogène. Une injection de sérum glucosé sera ensuite nécessaire pour réveiller le patient.

Une fois resucré par sucres d'absorption rapide le patient se réveille. Il devra alors bénéficier d'un resucrage par sucres lents.

L'insuline absorbée par voie orale ne présente aucun danger car elle est dégradée par les sucs gastriques et lors du premier passage hépatique.

POUR EN SAVOIR PLUS

« Tox-In », site Internet du centre anti-poison de Grenoble : http ://www.egora-sante.com puis Tox-In.
BIAM, site Internet, http://www.cri.ensmp.fr :80 /biam/

Intoxication médicamenteuse par psychotropes

LA DEMANDE

Ce sont les intoxications volontaires les plus fréquentes.

LES SIGNES

L'interrogatoire du patient et/ou de la famille est un acte essentiel de la prise en charge du patient. Il va permettre de préciser les modalités de prise en charge par le SAMU et permettre une orientation rapide du patient.
(Voir fiches « Intoxications médicamenteuses principales » et « Intoxication médicamenteuse sauf par psychotrope ».)
Les signes d'intoxication vont apparaître dans un délai variable suivant la molécule absorbée et la voie d'administration.
Les signes prédominants sont :
- les troubles de la conscience allant jusqu'au coma profond ;
- **la dépression des centres nerveux de commande de la ventilation,** pouvant entraîner des pauses ventilatoires, voire un arrêt cardio-ventilatoire.

PRINCIPAUX PSYCHOTROPES EN CAUSE ET LEUR SYMPTOMATOLOGIE SPÉCIFIQUE

■ Benzodiazépines

Le plus utilisé lors d'intoxication volontaire est le bromazépam (Lexomil®). Le risque principal de cette intoxication est l'inhalation bronchique de liquide gastrique chez un patient inconscient laissé sur le dos (voir « Conduite à tenir »).

■ Barbituriques

Les premiers signes sont pseudo-ébrieux, puis survient un coma avec dépression intense des centres ventilatoires et des troubles circulatoires (vasoplégie). Un arrêt ventilatoire peut se produire dans les 30 minutes suivant l'ingestion avec les barbituriques d'action courte et d'action intermédiaire. Ils sont souvent associés à une hypothermie.

■ Carbamates

Le chef de file est le méprobamate (Équanil®). Ils sont responsables d'un coma calme avec, à forte dose, des troubles circulatoires (état de choc vasoplégique et cardiogénique).

■ Antidépresseurs imipraminiques

Apparaissent d'abord des signes anticholinergiques (vision floue, mydriase bilatérale, sécheresse des muqueuses, agitation, tachycardie) puis une somnolence avec souvent des convulsions généralisées. La gravité de l'intoxication est liée à des troubles de conduction cardiaque (bloc auriculo-ventriculaire, bloc intraventriculaire) et d'excitabilité du myocarde (extrasystoles ventriculaires, fibrillation ventriculaire) pouvant évoluer vers un arrêt cardiaque.

■ Neuroleptiques

Ils provoquent un coma calme et profond pour les phénothiazines aliphatiques et pipéridinés : lévomépromazine (Nozinan®), chlorpromazine (Largactyl®)… et un coma agité pour les phénothiazines pipérazinées ou les butyrophénones : halopéridone (Haldol®)… Des convulsions, des dyskinésies bucco-linguo-faciales, des hyperthermies malignes sont fréquemment constatées. On observe rarement des signes circulatoires avec hypotension artérielle et tachycardie.

LA CONDUITE À TENIR

Le patient sera mis en position latérale de sécurité (PLS) dès les premiers troubles de conscience.
La fréquence ventilatoire et le pouls doivent être surveillés car le risque de dépression puis d'arrêt ventilatoire existe, même s'il est minime.
On fera appel au centre 15, SAMU, pour la prise en charge du patient et on communiquera les données de l'interrogatoire réalisé (voir fiche « Intoxication médicamenteuse sauf par psychotrope »).
Le patient peut bénéficier d'oxygénothérapie en inhalation à 5-10 litres par minutes.

LES PIÈGES

Il faut toujours se méfier des intoxications polymédicamenteuses où les troubles de la conscience masquent les signes de gravité liés aux autres molécules.

POUR EN SAVOIR PLUS

Bismuth C., Baud F. *et al. Toxicologie clinique.* Paris : Médecine-Sciences Flammarion, 2000.
« Tox-In », site Internet du centre anti-poison de Grenoble : http://www.egora-sante.com puis Tox-In.

Intoxication médicamenteuse sauf par psychotropes

LA DEMANDE

Les intoxications aux médicaments, qu'elles soient volontaires ou involontaires, vont entrainer les mêmes conséquences et ainsi la même prise en charge.

LES SIGNES ET LA CONDUITE À TENIR

L'interrogatoire du patient et/ou de la famille est un acte essentiel de la prise en charge du patient. Il va permettre de préciser les modalités de prise en charge par le SAMU et permettre une orientation rapide du patient.
1. Quel(s) toxique(s) ?
2. Quelle est son dosage ?
3. Quelle quantité a été prise ou ingérée (ou suspecte d'ingestion) ?
4. Quelle est l'heure de prise ?
5. Quel est le mode de prise (ingestion, injection, inhalation) ?
6. Y a-t-il une prise d'alcool associée ?
7. Quels sont les premiers signes apparus ?
8. Y a-t-il eu des vomissements depuis ?
9. Quel « antidote » a été administré par les premiers témoins ou gestes effectués ?
10. Quel est le poids du malade (important chez l'enfant) et son âge ?
11. Quels sont les antécédents et les traitements du patient ?

Les signes généraux présentés par le sujet sont variables en fonction du toxique absorbé, de même pour leur délai d'apparition.

En cas de prise accidentelle, chez l'enfant notamment, si on intervient **immédiatement après la prise,** le vomissement provoqué peut diminuer la gravité de l'intoxication. **Il ne doit être entrepris qu'en l'absence de troubles de la conscience chez le patient.** Il ne peut être réalisé que par des moyens physiques non traumatisants : attouchement pharyngé au doigt...

Les vomissements provoqués ne doivent pas être entrepris dans le cas d'intoxications par produits ménagers ou industriels.

LES PIÈGES

Il faut toujours hospitaliser un patient victime d'une intoxication médicamenteuse car il est très important d'évaluer la persistance du risque suicidaire (risque de récidive immédiate).
Les délais d'apparition des signes cliniques sont très variables d'un toxique à l'autre, un état asymptomatique du patient peut être faussement rassurant.

POUR EN SAVOIR PLUS

Bismuth C., Baud F. *et al. Toxicologie clinique.* Paris : Médecine-Sciences Flammarion, 2000.
Tox-In, site Internet du centre anti-poison de Grenoble : http ://www.egora-sante.com puis Tox-In.

Intoxication au monoxyde de carbone

LA DEMANDE

Le monoxyde de carbone ou CO est un gaz inodore et incolore (donc difficilement détectable) qui est produit lors de la **combustion incomplète** d'un composé carboné. Ce gaz se fixe sur les hématies, où il prend la place de l'oxygène.

LES SIGNES

Les premiers signes sont une fatigue musculaire, des céphalées, des nausées.
Puis apparaissent des troubles de la conscience : agitation, voire délire, puis somnolence.
C'est toujours une intoxication qui touche tous les occupants de l'habitat.
La principale cause est une mauvaise combustion (combustion incomplète) lors du dysfonctionnement d'un appareil de chauffage (bois, gaz, pétrole…) ou d'un chauffe-eau.
C'est souvent lors des premiers jours de l'automne ou en hiver que surviennent ces intoxications.

SIGNES DE GRAVITÉ

La présence d'un **infarctus du myocarde** et de **troubles du rythme** (par hypoxie) pouvant évoluer vers un œdème aigu du poumon.
La **somnolence** qui peut évoluer vers un coma (inconscience profonde) puis vers le décès du patient.

LA CONDUITE À TENIR

Toujours penser à cette intoxication lors de troubles collectifs, ou devant un patient céphalalgique sans cause apparente.
Évaluer rapidement le risque d'intoxication et évacuer les sujets impliqués et aérer ou cloisonner les locaux en cause.

On dresse un bilan rapide au SAMU pour prise en charge des patients intoxiqués et détection de la source d'émission.
On évaluera le nombre d'impliqués et ils seront regroupés.
Le SAMU fera intervenir les pompiers pour isolement de la source du toxique.
Si on dispose d'oxygène, on l'administrera au patient grâce à un masque avec un débit de 15 litres par minute.
C'est **le** traitement de l'intoxication au CO.

LES PIÈGES

Le contexte saisonnier et les premiers signes font souvent évoquer, par ignorance des conditions d'habitat, un syndrome grippal, une gastro-entérite.
Par ailleurs, les troubles de la conscience peuvent masquer une douleur thoracique et ainsi un infarctus du myocarde.

POUR EN SAVOIR PLUS

Domanski L., Agostinucci J.-M., Ruttimann M., Lapandry C. « Plan rouge pour intoxication oxycarbonée collective ». *Revue de médecine de catastrophe,* août 1999, vol. 2, n° 1-2.

Intoxication par produits domestiques et industriels

LA DEMANDE

Les intoxications volontaires ou involontaires par produits domestiques et industriels vont entraîner les mêmes conséquences et ainsi la même prise en charge que pour les intoxications médicamenteuses.
Les délais d'apparition des signes cliniques sont très variables d'un produit à l'autre.

LES SIGNES ET LA CONDUITE À TENIR

L'interrogatoire du patient et/ou de la famille est un acte essentiel de la prise en charge.
Les questions posées seront les mêmes que lors d'une intoxication médicamenteuse (voir fiches « Intoxications médicamenteuses principales » et « Intoxication médicamenteuse sauf par psychotrope »).
On récupérera toujours l'emballage d'origine du produit si possible.
La connaissance de la composition du toxique est indispensable pour préciser les modalités de prise en charge par le SAMU.
Le médecin régulateur pourra ainsi récupérer, auprès du centre anti-poison, les renseignements utiles pour le traitement hospitalier du patient en milieu spécialisé.
Les signes généraux et leur délai d'apparition sont différents en fonction du toxique absorbé.

LES INTOXICATIONS FRÉQUEMMENT RENCONTRÉES

■ **Les insecticides**

Insecticides organiques de synthèse
On distingue :
- **les organochlorés** (DDT par exemple) : ils présentent une forte toxicité neurologique, la pénétration digestive est importante et la pénétration cutanée est possible. Le patient présente une agitation puis des crises convulsives à répétition. Il existe des troubles digestifs et des troubles de l'excitabilité du myocarde. En cas d'ingestion, l'hospitalisation

en urgence par une équipe de réanimation s'impose. En cas de pulvérisation, la décontamination cutanée peut être débutée par savonnage sous une douche. Le traitement fait appel à l'atropine, au contrathion et au diazépam (voir fiche « Utilisation d'antidotes et traitements des intoxications ») ;
- **les organophosphorés ou carbamates :** la pénétration par les voies aériennes, digestive et cutanée est extrêmement favorisée par la solubilité de ces produits. Ces molécules, proches des gaz de combat militaires, bloquent les cholinestérases. L'accumulation d'acétylcholine explique les troubles digestifs puis l'état confusionnel associé à une hypotension avec spasme bronchique. Le patient va ensuite plonger dans un coma avec convulsions permanentes avant de décéder par paralysie des centres respiratoires. Le traitement en urgence est le même qu'avec les organochlorés.

Insecticides organiques végétaux
On distingue :
- **la nicotine :** son ingestion entraîne des signes digestifs (diarrhée, vomissements), une tachycardie, des tremblements musculaires ; il existe à forte dose des convulsions généralisées et une détresse ventilatoire ; l'hospitalisation est donc impérative dès les premiers signes d'intoxication ;
- **la roténone :** mêmes signes qu'avec la nicotine ;
- **les pyréthrinoïdes :** dans les insecticides, il est toujours associé aux organophosphorés (voir « Les organophosphorés ou carbamates »).

■ Les herbicides

Les herbicides « ménagers » se rapprochent en matière de symptomatologie des insecticides de type « organophosphorés ».
Un herbicide agricole est réputé pour son utilisation à but suicidaire : le Paraquat.
En l'absence de traitement précoce, cette intoxication a un pronostic très défavorable : **une gorgée de la solution à 20% est potentiellement mortelle,** ce qui correspond à 35 mg/kg, soit 1 cuillère à soupe chez l'adulte.
L'absorption est maximale en 1 à 2 h. Dans un premier temps, le produit se comporte comme un caustique. Au 2e jour débute une destruction hépatique et une insuffisance rénale. Le patient développe à partir du 7e jour une fibrose pulmonaire et décède en une ou deux semaines environ.
Le traitement, pour être efficace, doit être commencé avant la 6e heure. Il existe un passage cutané, la décontamination cutanée doit donc être débutée par savonnage sous une douche pendant 15 à 20 minutes en attendant la prise en charge par une équipe de réanimation.

■ Les rodonticides

Les produits utilisés dans la lutte contre les rongeurs sont nombreux, il est donc très important de connaître la composition du produit ingéré.
Les plus couramment utilisés en France sont les **antivitamines K de type coumarinique. Leur risque est essentiellement hémorragique** par chute du taux de prothrombine. **Il n'y a pas de danger immédiat (dans les heures qui suivent l'intoxication) mais la surveillance en milieu hospitalier est indispensable.**
Il existe un antidote : la vitamine K1.

Les autres produits utilisés sont plus dangereux et nécessitent une hospitalisation en urgence :
- **organiques naturels :** scille rouge, strychnine, vératrine ; ils entraînent des convulsions, des troubles de l'excitabilité du myocarde, des troubles du rythme cardiaque ;
- **organiques de synthèse :**
    - crimidine, alphachlorose : ils entraînent un coma d'installation rapide avec convulsions et détresse ventilatoire ;
    - Antu, Shoxin, DAS, Anthraquinone : ils sont très peu toxiques pour l'homme et sont peu utilisés en France.

■ Les dérivés pétroliers

Ils provoquent, outre des troubles digestifs immédiats, des troubles ventilatoires par inhalation des vapeurs.
La prise en charge du sujet consistera à mettre le patient en position latérale de sécurité et à éviter tout lavage gastrique ou vomissements provoqués pour ne pas risquer une inhalation bronchique.
Une hospitalisation en urgence s'impose.

■ Les solvants

Les symptômes initiaux sont les mêmes qu'en présence d'ingestion de dérivés pétroliers, mais rapidement l'intoxication peut se compliquer par une détresse neurologique avec l'apparition d'un coma et d'un état de mal convulsif.
La prise en charge est semblable à celle d'ingestion de dérivés pétroliers.
Caustiques et produits pour le lavage vaisselle en machine
Voir fiche « Caustiques (ingestion) ».

■ Les lessives et savons

Produits pour lessive à la main, liquide vaisselle et savons
Ces produits provoquent une irritation de la muqueuse digestive avec diarrhées et vomissements.
Ils sont moussants ; donc, comme pour les dérivés pétroliers, on évitera tout lavage gastrique ou les vomissements provoqués. Il ne faut pas non plus faire boire le patient abondamment, le traitement consistera à favoriser la vidange gastrique du patient.
Produit pour lessive en machine
Ces produits sont un peu plus irritant que les précédents, les signes sont identiques, les précautions sont les mêmes.
Assouplissants textiles
L'ingestion de quelques millilitres n'entraîne que des troubles digestifs mineurs. Une intoxication massive peut provoquer des troubles neurologiques et des lésions de type caustiques. L'hospitalisation est donc toujours nécessaire.

POUR EN SAVOIR PLUS

Bismuth C., Baud F. *et al. Toxicologie clinique.* Paris : Médecine-Sciences Flammarion, 2000.

« Tox-In », site Internet du centre anti-poison de Grenoble : http ://www.egora-sante.com puis Tox-In.
Fiches toxicologiques de l'Institut national de recherche et de sécurité (INRS). Paris.
Site Internet de l'INRS : http://www.inrs.fr

Intoxication par toxiques illicites

LES PRINCIPAUX TOXIQUES

■ Cannabis

Il se présente sous forme de :
- marijuana (« l'herbe »), feuille et tige séchées, qui se fume avec du tabac ;
- haschich (« shit »), barrette de résine de la plante, se fume aussi avec du tabac (le joint) ;
- huile de cannabis, fumée à l'aide d'une pipe.

Signes observés lors d'une intoxication :
- euphorie puis somnolence ;
- nausées ;
- bouche sèche ;
- accélération du pouls.

Les risques sont :
- des difficultés de concentration ;
- une possibilité d'hallucinations, de dédoublement de la personnalité ;
- une paranoïa ;
- une dépendance psychique à long terme.

■ Cocaïne

Il se présente sous forme de poudre blanche, obtenue par distillation des feuilles de coca ; elle est prisée (sniffée).

Signes observés lors d'une intoxication :
- sentiment de puissance intellectuelle ;
- indifférence à la douleur ;
- puis état dépressif, anxiété ;
- mydriase bilatérale.

Mais aussi :
- lésions perforantes des cloisons nasales (par contraction des vaisseaux sanguins) ;
- troubles du rythme cardiaque avec tachycardie ;
- infarctus du myocarde par spasme des coronaires ;
- délire paranoïde, agressivité, attaque de panique ;
- convulsions.

Les risques sont :
- le décès par infarctus du myocarde ;
- les actes de violences ;
- une dépendance psychique importante.

■ Crack

Il se présente sous forme de petits cailloux, mélange de cocaïne, de bicarbonate de soude et d'ammoniaque.
L'usager en inhale la fumée après son chauffage.
Signes observés lors d'une intoxication :
- les mêmes qu'avec la cocaïne mais plus marqués en intensité ;
- hallucinations, paranoïa

Les risques sont :
- forte dépendance ;
- dommages rapides au niveau neuronal ;
- graves altérations pulmonaires ;
- possibilité d'arrêt cardio-respiratoire.

■ Ecstasy

L'ecstasy est un produit de synthèse : la MDMA (3-4 méthylènedioxyméthamphétamine). Elle est souvent mélangée à des amphétamines, des analgésiques, des anabolisants, de la caféine...
Elle se présente sous forme de comprimés de couleur, de forme et de motifs variés, dont la composition est incertaine.
Signes observés lors d'une intoxication :
- euphorie, excitation, sensation de bien-être ;
- tachycardie ;
- hypertension artérielle ;
- exacerbation des sens, hallucinations.

Les risques sont :
- une déshydratation intense provoquant une insuffisance rénale ;
- une hyperthermie maligne ;
- des troubles neurologiques et cardiaques conduisant au décès du sujet ;
- à long terme, des troubles de l'humeur.

■ Amphétamines

Les amphétamines (speed pour les toxicomanes) se présentent sous forme de :
- comprimés associés à la MDMA ;
- poudre à sniffer.

Signes observés lors d'une intoxication :
- une hyperactivité intellectuelle proche de l'accès maniaque ;
- une diminution du sommeil ;
- des hallucinations visuelles parfois.

Puis :
- une dépression, un état d'épuisement ;
- des spasmes musculaires, notamment des mâchoires.

Les risques sont :
- le déclenchement d'un syndrome psychotique aigu ;
- des convulsions ;
- une poussée d'hypertension artérielle (voir fiche « Hypertension artérielle »).

■ Poppers

Ce sont des vasodilatateurs, nitrites de butyle et de pentyle.
Ils sont utilisés en inhalation comme aphrodisiaque.
Signes observés lors d'une intoxication :
- érythème cutané, bouffées de chaleur ;
- céphalées ;
- augmentation de la pression intraoculaire.

Puis, à forte dose :
- dépression respiratoire ;
- hypotension artérielle.

■ Les solvants (trichloréthylène, éther, acétone…)

Leur utilisation détournée à but toxicomaniaque provoque une ivresse, puis des troubles de la conscience et de risques de troubles de l'excitabilité cardiaque (risque d'arrêt cardiaque)

LA CONDUITE À TENIR

**Tous ces patients doivent être hospitalisés pour surveillance et traitement symptomatique (voir les arbres décisionnels en fonction de l'atteinte du sujet).
En cas de prise d'ecstasy, il convient, chez le sujet conscient, de maintenir son hydratation par apport oral et sa température par refroidissement externe (poche de glace).**

LES PIÈGES

Ne jamais oublier qu'une prise de toxique est rarement isolée, elle est souvent accompagnée d'absorption d'alcool ou de psychotropes.

POUR EN SAVOIR PLUS

Bismuth C., Baud F., Frejaville J.-P. *et al. Toxicologie clinique.* Paris : Médecine-Sciences Flammarion, 2000.

Savoir plus risquer moins. Drogues et dépendances. Le livre d'information. Brochure du CFES (Comité français d'éducation pour la santé), 2000.

Richard D., Senon J.-L. *Dictionnaire des drogues, des toxicomanies et des dépendances.* Larousse, 1999.

Frydman N., Martineau H. *La Drogue, où en sommes nous ? Bilan des connaissances en France en matière de drogues et de toxicomanies.* Paris : La Documentation française, 1998.

Site Internet de Toxibase à Lyon : http://www.drogues.gouv.fr
Site Internet du Comité français d'éducation pour la santé : http://www.cfes.sante.fr

DEUXIÈME PARTIE : PATHOLOGIES

Jambe rouge et douloureuse

LA DEMANDE

Le patient se plaint d'un mollet douloureux, chaud et rouge.

LES SIGNES

■ Présence de fièvre

C'est un érysipèle du membre inférieur : c'est la forme la plus superficielle de cellulite infectieuse, due à un streptocoque
Un tableau clinique stéréotypé : tout débute par une fièvre brutale à 40 °C avec frisson inaugural dans un contexte d'altération de l'état général.
Puis en quelques heures survient un placard douloureux du membre inférieur, rouge foncé, chaud, induré avec aspect en « peau d'orange ». Ce placard est le plus souvent nettement délimité mais le bourrelet périphérique caractéristique manque généralement.

■ Absence de fièvre

Phlébite
Elle est due à un caillot veineux situé le plus souvent sur les veines saphènes. Elle est liée à une insuffisance de circulation veineuse (sous un plâtre, suite à compression, lors d'insuffisance veineuse).
Elle donne un érythème moins net voire absent, un tableau moins brutal que l'érysipèle : **œdème ou empâtement d'un membre inférieur voire simple augmentation de volume du membre atteint, douleurs à la palpation du mollet et lors de la flexion du pied...**
Le diagnostic, suspecté cliniquement, est confirmé par l'échodoppler veineux. Une phlébite apparaît plus rarement sur un membre supérieur.
Eczéma aigu
L'eczéma de contact survient secondairement à la mise en contact avec la peau d'un agent exogène.
La lésion d'eczéma aigu évolue en quatre phases :
• la phase érythémateuse associe un placard érythémateux prurigineux, à contours mal limités, émiettés, et un œdème parfois intense ;
• la phase vésiculeuse se manifeste par l'apparition sur cette zone inflammatoire de microvésicules à contenu clair, parfois coalescentes, aboutissant alors à des bulles ;

- la rupture des vésiculobulles provoquée par le grattage provoque l'écoulement d'une sérosité claire : c'est la phase de suintement ;
- après un stade croûteux correspondant à l'assèchement des lésions suintantes, survient la guérison précédée par une phase ultime de desquamation.

SIGNES DE GRAVITÉ

■ Complications de l'érysipèle : la cellulite infectieuse non nécrosante

La cellulite infectieuse s'étend plus profondément que l'érysipèle.
Le tableau clinique est similaire à celui de l'érysipèle. Toutefois, quelques éléments l'en distinguent : les bords du placard inflammatoire ne sont ni surélevés ni nets ; des bulles et surtout des abcès sous-cutanés voire des zones limitées de nécrose cutanée peuvent apparaître au niveau du placard cellulitique.
C'est une urgence chirurgicale.

■ Complications de la phlébite : l'embolie pulmonaire

Elle est provoquée par un caillot qui se détache lors d'une phlébite et migre dans la circulation pulmonaire.
Elle est caractérisée par l'apparition de douleur thoracique, dyspnée ou tachycardie.
(Voir fiche « Embolie pulmonaire ».)

LA CONDUITE À TENIR

Les patients souffrant d'érysipèle ou de phlébite doivent être hospitalisés en urgence. On fera donc appel au centre 15 pour le transport en ambulance. Les patients **ne doivent absolument pas marcher** pour éviter la migration d'un éventuel caillot.
L'eczéma, lui, peut être pris en charge à domicile. Le traitement est fondé **sur l'éviction de l'allergène** en cause.
Puis repose sur l'assèchement des lésions suintantes (par exemple : solution de nitrate d'argent 0,5 %, 2 applications par jour), et sur l'application locale de corticoïdes de niveau II (Diprosone®, Betneval®), voire de niveau I dans les formes sévères (Dermoval®), sur la zone atteinte, à raison de 1 ou 2 fois par jour en traitement d'attaque, en diminuant progressivement le rythme des applications une fois l'amélioration obtenue (1 jour sur 2, puis deux fois par semaine).
La cellulite infectieuse non nécrosante et l'embolie pulmonaire nécessitent une prise en charge médicale urgente par une équipe de réanimation du SAMU.

LES PIÈGES

Une plaie de jambe ou une piqûre surinfectée par des lésions de grattage peuvent se transformer en impétigo et prendre un aspect de phlébite ou d'érysipèle.

L'ischémie aiguë du membre inférieur associe une douleur de survenue brutale, une impotence fonctionnelle plus ou moins absolue, une pâleur du membre avec disparition des pouls, une absence de retour veineux et de pouls capillaire. C'est une urgence chirurgicale.

POUR EN SAVOIR PLUS

La maladie veineuse thromboembolique, monographie de la *Revue du praticien.* 1996 ; 46 : 1202-54.
Maleville J., Taieb A., Massicot P. « Affections bactériennes communes », *In* Saurat J.-H., Grosshans E., Laugier P., Lachapelle J.-M. eds. *Dermatologie et vénéréologie* (2e édition). Paris : Masson, 1991 : 106-119.

Lacrymogènes (agression par des gaz)

LA DEMANDE

Le sujet a subit une agression par bombe de gaz lacrymogène, il tousse et larmoie.
(Ici ne seront pas traités les atteintes par accident industriel.)

LES SIGNES

Trois types d'atteinte sont possibles :
- **irritation oculaire :** elle fait apparaître un larmoiement, une sensation de brûlure oculaire, un blépharospasme (spasme des paupières) ; cela risque de provoquer une ulcération de cornée et une kératite ;
- **irritation cutanée :** elle se caractérise par un érythème, un prurit, une sensation de brûlure ; il existe un risque de brûlure du 1er et 2e degré, avec possibilité de réaction retardée et œdème important ;
- **irritation des voies aériennes supérieures :** elle provoque éternuements, toux, voire dyspnée.

SIGNES DE GRAVITÉ

Attention, le risque est majoré :
- pour les projections à moins de 50 cm des yeux : le souffle peut être à l'origine de projections de particules favorisant les lésions ;
- pour les bombes à jet directif, plus traumatisantes ;
- pour les bombes dont le support est à base de mousse : aérogel de silice, ou silicone hydrophobe favorisant un contact prolongé ;
- pour les porteurs de lentilles : risque de perte mais surtout piège à produit prolongeant l'exposition ;
- chez les insuffisants respiratoires et les asthmatiques.

LA CONDUITE À TENIR

Réaliser un lavage oculaire à l'eau du robinet, tiède, à jet doux, œil maintenu ouvert avec deux doigts pendant 20 minutes.
Demander une consultation ophtalmologique en urgence si :
• projection à moins de 50 cm ;
• support mousse ;
• durée d'exposition prolongée ;
• persistance des symptômes plus de 2 heures.
Déshabiller la personne et lui brosser les cheveux.
Réaliser une lavage cutané, si possible avec un lait démaquillant ou du savon, puis à l'eau du robinet, de façon abondante et étendue, cuir chevelu compris, pendant 20 min.
Pour les porteurs de lentilles : après agression, les lentilles devront être enlevées et abondamment lavées avec le produit adéquat. En cas de gêne lors de la repose, les faire nettoyer par un professionnel.

LES PIÈGES

Attention, les lésions sont aggravées par l'eau : donc par la transpiration ou la pluie (produit fortement hydrophobe). Il faut donc toujours laver la peau comme présenté ci-dessus.

Laryngite, épiglottite de l'enfant

LA DEMANDE

L'enfant est amené avec une respiration bruyante.

LES SIGNES

Ce sont les suivants :
- l'âge : 6 mois à 4 ans ;
- la saison : automne ou hiver ;
- le début nocturne : après une rhinopharyngite ;
- une fréquence ventilatoire diminuée avec gêne inspiratoire ;
- le tirage : enfoncement des parties molles à l'inspiration (creux au cou, espace entre les côtes) ;
- le cornage : bruit à l'inspiration ;
- une voix et une toux rauques, aboyantes ;
- la fièvre.

LES SIGNES DE GRAVITÉ

Ce sont :
- une gêne respiratoire persistante depuis plus d'une heure ;
- une cyanose ;
- des sueurs ;
- une hypertension artérielle ;
- de la pâleur ;
- une ventilation irrégulière.

L'épiglottite est rare grâce à la vaccination anti-hemophilus.
Les signes supplémentaires en sont :
- une fièvre élevée ;
- une dysphagie ;
- une voix étouffée.

CONDUITE À TENIR

Laisser l'enfant demi-assis sur les genoux de la mère.
Entretenir une atmosphère humide : pièce fermée avec le robinet d'eau chaude ouvert (toute pièce avec une arrivée d'eau chaude).
S'il n'y a pas de signes de gravité : alerter le médecin généraliste.
S'il y a des signes de gravité :
- alerter le SAMU, centre 15 ;
- ne jamais essayer d'allonger l'enfant (épiglottite) : il y a un risque d'obstruction complète des voies respiratoires avec arrêt ventilatoire ;
- rassurer ;
- surveiller l'état ventilatoire.

LES PIÈGES

En l'absence de fièvre, penser à un corps étranger (voir fiche « Obstruction des voies aériennes »).
Chez un enfant de moins de 6 mois, l'endoscopie est obligatoire (pour explorer les bronches).
L'examen à l'abaisse-langue est inutile et dangereux : risque de spasme laryngé ou de vomissements.

POUR EN SAVOIR PLUS

Les urgences pédiatriques, coll. « Les dossiers du praticien », n° 478, *Impact médecin hebdo.*
Site Internet : http://www.impact.medecin.fr

Lentilles : incidents et accidents

LA DEMANDE
Un porteur de lentilles de contact se présente à l'officine pour un œil rouge.

LES SIGNES
Ce sont les suivants :
- sensation de gêne (grains de sable ou poussières dans les yeux), de picotements ou de brûlures oculaires ;
- œil rouge et larmoyant ou œil sec (voir fiche «Œil sec ») ;
- œdème des paupières ;
- photophobie ;
- sécrétions oculaires purulentes et abondantes ;
- coloration de la lentille par des collyres ou pommades ophtalmiques.

SIGNES DE GRAVITÉ
Ce sont les suivants :
- douleur oculaire brutale et intense ;
- notion de traumatismes oculaires (corps étrangers, projection chimique, chocs…) ;
- diminution de l'acuité visuelle ;
- adénopathies : ganglions douloureux (coude, aisselle ou pré-auriculaire) ;
- signes associés : céphalées, vomissements, vertiges…

LA CONDUITE À TENIR

■ Avec signes de gravité
C'est une urgence ophtalmique ; l'orientation vers un ophtalmologiste est obligatoire.

■ Sans signes de gravité
En prévention
Respecter les recommandations du fabricant quant au mode d'utilisation et de conservation des produits d'entretien.

Assurer un nettoyage (quotidien) et un renouvellement régulier de l'étui de trempage.
En traitement
Retirer les lentilles pendant toute la durée du traitement et tant que les signes persistent.
Conseiller un lavage de l'œil par du sérum physiologique en unidose, puis l'utilisation d'un collyre antiseptique et astringent léger : Dacudose®, Dacryosérum®.
Le recours à l'ophtalmologiste doit être recommandé si les signes cliniques persistent.

LES PIÈGES

La **iatrogénie** n'est pas rare. Rechercher une prise médicamenteuse favorisant :
- une sécheresse oculaire due à la prise de psychotropes (antidépresseurs, benzodiazépines…), de dérivés atropiniques, de bêtabloquants ou de parasympatholytiques (certains antihypertenseurs, antiparkinsoniens, antihistaminiques) ;
- une coloration de la lentille : bleu de méthylène, fluorescéine, vitamine B12… ;
- une altération de la lentille : pilocarpine, chlorure de benzalkonium…

Respecter le temps de port (à ôter tous les soirs pour les lentilles non jetables).
L'entretien doit être rigoureux et strict afin d'éviter tout risque infectieux. L'utilisation de présentations jetables (unidoses) pour les produits d'entretien et les collyres (sans conservateur) permet de prévenir les complications hygiéniques.
Vérifier l'état de la lentille qui peut être rayée, défectueuse ou trop ancienne.
Attention au degré d'hygrométrie, les lentilles souples sont mal supportées en altitude (avion, randonnée…) et dans une atmosphère trop sèche (climatisation, chaleur importante…).

POUR EN SAVOIR PLUS

Pouliquen Y. *Précis d'ophtalmologie.* Paris : Masson & Cie, 1984.

Lucite (estivale)

LA DEMANDE
Éruption déclenchée par le soleil sur une région de la peau habituellement non exposée.

LES SIGNES
Érythème prurigineux avec des papules multiples, suivi d'une pigmentation de protection (le bronzage).

SIGNES DE GRAVITÉ
À l'érythème s'associent œdèmes et bulles formant une brûlure du deuxième degré.

LA CONDUITE À TENIR
En prévention :
- photoprotection externe avec filtres anti-UVA, anti-UVB et anti-IR (Anthélios® 60, Anthélios® XL et Posthélios®, La Roche-Posay) :
    - toutes les deux heures ;
    - expositions progressives ;
- bêtacarotène, acide para-aminobenzoïque à débuter 15 jours avant l'exposition.

En traitement :
- œdèmes et bulles se traitent comme une brûlure du 2e degré (voir fiche « Brûlures ») ;
- en cas de photosensibilisation, éliminer la molécule en cause (AINS, cyclines, quinolones, phénothiazines, sulfamides) ;
- en cas de photo-allergie, traiter comme un eczéma (antihistaminiques et corticoïdes).

LES PIÈGES
Mener un interrogatoire précis sur une photosensibilisation ou une photo-allergie possible.

Il faut faire le diagnostic différentiel avec un eczéma ou un lupus érythémateux disséminé (maladie générale avec présence d'auto-anticorps) qui impliquent un avis médical.

POUR EN SAVOIR PLUS

Tagliavini R. *Nouvel Atlas pratique de dermatologie et vénérologie.* Éditions Ellipses, 1995.
Site Internet : http://www.dermaweb.com/
Dockx P., Lateur N., Meinardi M. *Dermatologie générale,* CD-Rom, coll. « Médi-Média », *Le Généraliste,* édition 1995-1996.

Malaise

LA DEMANDE

La personne ne se sent pas bien ; il s'agit d'une sensation intense et inhabituelle.

LES SIGNES

Ils peuvent être multiples, allant d'une simple sensation de fatigue à la douleur thoracique en étau (évoquant alors un problème cardiaque).
Poser trois questions :
- est-ce la première fois ?
- depuis combien de temps dure le malaise ?
- prenez vous un traitement pour ce malaise ?

SIGNES DE GRAVITÉ

Il faut reconnaître les signes de gravité de malaise qui impliquent une action spécifique :
- mal de tête intense en coup de marteau ;
- paralysie d'une partie du corps ;
- difficulté pour parler ;
- douleur thoracique (oppression, comme un étau, blocage de la respiration) ;
- anomalie du pouls, inférieur à 40/min ou supérieur à 130/min ;
- sueurs ;
- pâleur ;
- douleur abdominale intense prolongée ;
- vomissements à répétition ;
- prostration, grande fatigue ;
- agitation ;
- cyanose.

LA CONDUITE À TENIR

Mettre au repos : d'abord proposer d'allonger la personne, mais si elle préfère, la laisser dans la position où elle se sent le mieux (allongée, demi-assise ou en chien de fusil) :

- gêne thoracique : demi-assise ;
- gêne abdominale : allongée cuisses fléchies et jambes horizontales sur une chaise (décontraction de la sangle abdominale, d'où diminution de la douleur) ;
- pâleur, sueurs : allongée ;
- agitation : isolée dans une pièce au calme.

Chiffrer le pouls
Faciliter la prise du traitement du malaise (sucre, trinitrine, sulfate de terbutaline, etc.).
Alerter le SAMU, centre 15.

LES PIÈGES

La personne minimise les signes pour ne pas voir le médecin.
Le malaise reste de cause inconnue dans 34 % des cas. Par ordre de fréquence, les problèmes cardiologiques arrivent en tête, puis les problèmes neurologiques.

POUR EN SAVOIR PLUS

Protocoles : urgences, plans et schémas thérapeutiques 99, Éditions scientifiques L & C.
Attestation de formation aux premiers secours, fiches pédagogiques et techniques, France-Sélection.

Malaise chez le diabétique

LA DEMANDE

La personne ne se sent pas bien ; il s'agit d'une sensation intense et inhabituelle.

LES SIGNES

Le cerveau souffre du **manque** ou de **l'excès de sucre ;** les signes peuvent être multiples, allant d'une simple sensation de fatigue à une multitude de signes neurologiques :
- paralysie, difficulté pour parler, agitation ;
- sueurs ;
- confusion ;
- convulsions ;
- ventilation accélérée ;
- vomissements ;
- douleur abdominale, sensation de faim douloureuse.

Tout trouble neurologique peut être le reflet d'un problème de sucre.

Poser trois questions :
- est-ce la première fois ?
- depuis combien de temps dure le malaise ?
- prenez-vous un traitement pour ce malaise ?

SIGNES DE GRAVITÉ

Ce sont les suivants :
- le **coma** : la personne ne répond pas aux questions et ne réagit pas aux stimulations (pincements, parole) ;
- le **retard à la reconnaissance de l'hypoglycémie** : si le cerveau manque de sucre pendant longtemps, les lésions peuvent être irréversibles.

LA CONDUITE À TENIR

Dans tous les cas :
- **mettre au repos** : allonger la personne ;
- **couvrir ;**

- **alerter** le SAMU, centre 15 ;
- **mesurer la glycémie** capillaire permet d'avoir une certitude sur la conduite à tenir ; vous pouvez avoir une prescription téléphonique par le médecin du centre 15 (communication enregistrée et gardée 6 mois) ou par le médecin traitant.

On distingue l'hypoglycémie de l'hyperglycémie :
- **hypoglycémie :**
  - si la personne ne présente pas de trouble de conscience, lui donner du sucre (eau sucrée, jus de fruits, pain et confiture, etc.) ;
  - en cas de trouble de la conscience : protéger les voies aériennes en plaçant la personne en position latérale de sécurité (PLS), préparer le Glucagen® qui sera utilisé par le médecin (en IM, SC ou IV) ;
- **hyperglycémie :**
  - diabète inaugural ou mauvaise prise du traitement (le plus souvent arrêt de l'insuline) ;
  - mettre sur le coté (PLS) : trouble de conscience et vomissements sont fréquents.

LES PIÈGES

Penser à une hypoglycémie devant une personne agitée ou agressive.

POUR EN SAVOIR PLUS

Perlemuter L., Perlemuter G. *Guide de thérapeutique.* Paris : Masson, 2000.

Menace d'accouchement prématuré (MAP)

LA DEMANDE

On appelle accouchement prématuré toute naissance survenant entre 22 et 37 semaines d'aménorrhée (SA). (La limite de viabilité est passée de 28 à 22 SA depuis quelques années.)
Sa fréquence est actuellement de 5,9 % en France.

LES SIGNES

La patiente ressent des contractions utérines douloureuses, le plus souvent irrégulières. Elle peut aussi présenter des métrorragies.
Les facteurs de risque sont très nombreux. Ce sont surtout des facteurs socio-économiques :
- classe sociale défavorisée (absence de travail, conditions de vie défavorables : absence d'ascenseur…) ;
- conditions de travail pénibles (microtraumatismes répétés, long trajet journalier, travail debout : femmes de ménage…) ;
- âge de la mère : inférieur à 18 ans ou supérieur à 35 ans ;
- parité : primipare et grande multipare (plus de 5 accouchements) ;
- espacement des naissances : inférieur à 2 ans ou supérieur à 6 ans.

Mais aussi :
- fièvre ;
- infection ;
- toux prolongée ;
- traumatisme.

SIGNES DE GRAVITÉ

La notion de gravité intervient lorsque :
- les contractions sont rapprochées (moins de 10 minutes) et régulières ;
- la poche des eaux est rompue ;
- terme inférieur à 32 SA.

LA CONDUITE À TENIR

La patiente doit être transportée en ambulance, allongée, vers un centre alliant maternité et service de néonatologie, d'où l'appel au SAMU, centre 15.
Quelques règles hygiéno-diététiques simples sont parfois suffisantes : repos, aide-ménagère et sage-femme à domicile, aménagement du temps et du poste de travail, arrêt de travail si nécessaire. Ces mesures seront renforcées en cas de grossesse multiple.
En prévention, lors d'un épisode de toux chez une femme enceinte, on pourra prescrire un antitussif à base de codéine.

LES PIÈGES

En cas de placenta praevia (placenta inséré au niveau du col utérin), les métrorragies peuvent devenir brutalement très abondantes avec risque de mort fœtale.

POUR EN SAVOIR PLUS

Jacquetin B., Labouz F. « Une menace d'accouchement prématuré. Conduite à tenir », *In* Lansac J., Body G. (ed.) *Pratique de l'accouchement.* Paris : Simep, 1988 : 222-34.
Papiernik E., Cabrol F., Pons J.-C. « Prévention de la prématurité », *Obstétrique.* Paris : Médecine-Sciences Flammarion, 1995 : 611-31.

Méningite et syndrome méningé de l'enfant

LA DEMANDE

L'enfant présente la triade de signes : **maux de tête, raideur de la nuque, vomissements.**

LES SIGNES

L'enfant se plaint de **maux de tête,** accentués par le bruit et la lumière.
Il se positionne spontanément en **chien de fusil.**
Il présente de la **fièvre.**

SIGNES DE GRAVITÉ

On surveille l'apparition :
- de troubles de la conscience ;
- d'un purpura (petites ecchymoses diffuses) ; voir fiche « Purpura (méningite a méningocoque) » ;
- de marbrures sur les membres inférieurs.

LA CONDUITE À TENIR

La cause des méningites peut être virale, bactérienne ou rarement parasitaire.
Il faudra toujours éliminer une méningite à méningocoque, car celle-ci est fortement contagieuse.
Les personnes en contact rapproché avec l'enfant (personnes vivant sous le même toit ou exposées aux sécrétions oropharyngées du patient, les camarades de classe, de jeu ou de réfectoire, les voisins de dortoir en cas de vie en internat et les soignants) ont alors un grand risque de contagion ; il faudra donc réaliser une chimioprophylaxie.

POUR L'ENFANT

L'enfant doit être hospitalisé en urgence, il devra bénéficier d'une ponction lombaire, qui, seule, pourra faire le diagnostic.
En cas de présence de signes de gravité, l'appel au centre 15 doit être immédiat et l'enfant sera pris en charge par une équipe médicalisée du SAMU.

POUR LES SUJETS « CONTACTS »

En cas de méningite à méningocoque, la chimioprophylaxie est réalisée pour l'entourage proche du sujet (famille) ou pour les sujets contacts proches du malade dans les 10 jours précédant son hospitalisation.
Elle repose sur la rifampicine (1 200 mg chez l'adulte, 20 mg/kg chez l'enfant de 1 mois à 15 ans, 10 mg/kg en dessous de 1 mois) administrée 2 fois/j, pendant 48 heures.
En cas d'allergie, la spiramycine peut être utilisée (3 MUI 2 fois/j, pendant 5 jours).
Elle s'associe à la vaccination uniquement en cas de méningite à méningocoque du groupe A ou C.
Toute méningite à méningocoque doit faire l'objet d'une déclaration à la direction départementale de l'action sanitaire et sociale (DDASS).

LES PIÈGES

Certains accès migraineux peuvent prendre l'apparence d'une méningite.
L'absence de fièvre ou de raideur de nuque ne doit pas faire négliger une méningite.
De même, un syndrome méningé sans fièvre peut révéler une hémorragie méningée (rare chez l'enfant) qui se révèle souvent gravissime.

POUR EN SAVOIR PLUS

Association des professeurs en pathologie infectieuse et tropicale « Les méningites purulentes communautaires ». Med Mal Infect 1996 ; 26 (suppl) : 1-8.
« Prophylaxie des infections à méningocoque », Circulaire DGS/PGE/1C du 5 février 1990. *Bull Epidemiol Hebd* 1990
Capek L., Salamon J. « Méningites à méningocoque et méningococcémie ». *Bull Epidemiol Hebd* 1995
Decazes J. « Méningites purulentes ». Rev Prat 1995 ; 45 : 607-616

Morsure, griffure

LA DEMANDE

Une personne se présente avec une plaie produite par un animal.

LES SIGNES

On constate :
- une ouverture de la peau ;
- un saignement peu abondant qui s'est arrêté spontanément ;
- la personne ressent de la douleur.

SIGNES DE GRAVITÉ

Ce sont les suivants :
- la **profondeur :** atteinte musculaire, tendineuse, nerveuse ;
- la **localisation :**
   - thorax, abdomen, dos ;
   - œil ou paupières ;
   - près d'un orifice naturel ;
   - cou ;
- l'**hémorragie :** voir fiche « Hémorragie » ;
- le **terrain :** risque infectieux chez le diabétique, le jeune enfant et la personne âgée, l'alcoolique chronique, l'immunodéprimé ;
- l'**étendue :** le risque infectieux augmente avec la surface.

LA CONDUITE À TENIR

Désinfecter (voir fiche « Plaies simples et plaies graves »).
Rassurer.
Surveiller.
Alerter.
Surélever le membre pour diminuer l'œdème.

La **suture** doit être faire dans les 6 heures qui suivent.

Trois grands types d'infection sont en cause :
- pasteurellose : inflammation disproportionnée dans les 24 heures (gros œdème dans les heures qui suivent), sensible aux antibiotiques (bêtalactamines, quinolones, cyclines) ;
- des germes variés ;
- maladie des griffes du chat (gros ganglion unique pouvant s'abcéder).

Vérifier les vaccinations :
- tétanos ;
- rage : c'est une vaccination curative :
    - schéma **classique** : 1 injection IM à J0, J3, J7, J14, J30 ;
    - schéma **simplifié** : 2 injections IM à J0, 1 injection à J7, J21.

Nature de la plaie	Animal lors de l'exposition	Animal sous surveillance	Traitement vétérinaire
Léchage sur peau lésée	Sain	Sain	Pas de traitement
Morsure ou griffure bénigne	Sain	Rage confirmée	Vaccination complète
	Suspect de rage	Sain	Vaccination arrêtée à J7
	Suspect de rage	Rage confirmée	Vaccination complète
	Enragé, inconnu, sauvage		Vaccination complète
Morsure ou griffures profondes, graves, siégeant à la face, au cou ou aux mains	Sain	Sain	Immunoglobulines Vaccination arrêtée à J7
	Sain	Rage confirmée	Immunoglobulines Vaccination complète
Léchage des muqueuses	Suspect de rage	Sain	Immunoglobulines Vaccination arrêtée à J7
	Suspect de rage	Rage confirmée	Immunoglobulines Vaccination complète
	Enragé, inconnu, sauvage		Immunoglobulines Vaccination complète

LES PIÈGES

Fracture associée à la plaie.

POUR EN SAVOIR PLUS

Protocoles : urgences, plans et schémas thérapeutiques 99, Éditions scientifiques L & C.
Pilly E. *Maladies infectieuses.* Éditions C & R, 1987.
Site Internet : http://www.impact.medecin.fr
« Prise en charge préhospitalière des morsures de serpents venimeux en France et en Outre-mer », table ronde, *La Revue des SAMU,* n° 2, tome XVIII, 1996.

Morsure de vipère

LA DEMANDE

Morsure par un serpent, souvent considérée comme une « piqûre d'insecte » avec œdème.

LES SIGNES

Ce sont :
- deux piqûres de la taille d'une tête d'épingle à 7 mm de distance ;
- la douleur ;
- apparition d'un œdème localement.

SIGNES DE GRAVITÉ

La gravité est liée à la quantité de venin injecté par rapport au volume de diffusion.
La vipère injecte du venin une fois sur trois et elle ne vide pas ses poches entièrement :
- œdème rapidement extensible ;
- vomissements ;
- diarrhée ;
- douleurs abdominales ;
- hypotension artérielle.

CLASSIFICATION

Grade	Symptôme
0	Traces des crochets au niveau de la morsure, absence d'œdème ou de réaction locale
1	œdème local, absence de signes généraux
2	œdème régional du membre et/ou symptômes généraux modérés (hypotension modérée, vomissements, douleurs abdominales, diarrhée)
3	œdème extensif atteignant le tronc et/ou symptômes généraux sévères (hypotension prolongée, choc, réaction anaphylactique, saignements)

LA CONDUITE À TENIR

Mettre au **repos**.
L'Aspivenin® n'a pas fait la preuve de son efficacité ; il n'aggrave pas et a souvent un effet rassurant pour l'entourage : « l'impression de faire quelque chose ».
Alerter le SAMU, centre 15.
Couvrir.
Surveiller.
En hospitalier, on peut injecter des immunoglobulines équines antivenimeuses de vipères européennes (Viperfav®) pour les grades 2 ou 3.

LES PIÈGES

Il faut y penser devant une piqûre avec œdème débutant quand le serpent n'a pas été vu. Une morsure sur une cheville, du fait de l'œdème local, peut simuler une entorse.
Ne pas poser un garrot, car le venin se dilue en diffusant, et il y a un risque de nécrose locale.
Ne pas aspirer ni faire saigner, l'irritation ainsi créée accélère l'absorption.
L'œdème n'est pas une allergie, il est proportionnel à la quantité de venin injecté.

POUR EN SAVOIR PLUS

Information médicale et pharmacovigilance : 04 37 28 43 33, Aventis Pasteur MSD, 8 rue Jonas-Salk, 69007 Lyon.
« Prise en charge préhospitalière des morsures de serpents venimeux en France et en Outre-mer », table ronde, *La Revue des SAMU,* n° 2, tome XVIII, 1996.

Névralgie cervico-brachiale

LA DEMANDE

Le patient présente une douleur au cou irradiant vers le bras.

LES SIGNES

Une ou des racines nerveuses sont irritées au niveau du rachis cervical. C'est l'équivalent cervical de la sciatique au niveau lombaire.
On retrouve :
- une douleur cervicale ;
- une augmentation de la douleur la nuit.

SIGNES DE GRAVITÉ

Si la racine est fortement irritée, il existe des signes d'atteinte neurologique.
Diminution de la sensibilité, voire anesthésie sur le trajet du nerf atteint (épaule, bras).
Paralysie ou simple diminution de la force musculaire.

LA CONDUITE À TENIR

En l'absence de signe de gravité :
- repos et limitation des mouvements du cou :
    - collier cervical ;
    - arrêt de travail ;
- éviter le port de charges, l'exposition au froid ;
- la nuit : dos et nuque calés avec des oreillers, parfois la position demi-assise soulage mieux ;
- médications :
    - antalgiques ;
    - myorelaxants ;
    - anti-inflammatoires.

La douleur diminue en 2 à 3 semaines, la guérison doit se faire en moins de 8 semaines. Prendre toujours un avis médical

LES PIÈGES

Éliminer :
- une hernie discale (rare) qui peut nécessiter une chirurgie de la colonne cervicale ;
- un infarctus du myocarde, qui peut se présenter avec une localisation atypique évoquant une cervicalgie.

POUR EN SAVOIR PLUS

Bouche P., Vallat J.-M. *Neuropathies périphériques.* Paris : Doin, 1991.

Obstruction des voies aériennes

LA DEMANDE

La personne a avalé de travers, avec inhalation d'un objet dans les bronches.

LES SIGNES

Ce sont avant tout les **circonstances :** par exemple, au cours d'un **repas,** un enfant est en train de jouer avec des objets de petite taille autour de lui (cacahuètes, petites pièces d'un jeu).
Le syndrome d'inhalation est caractérisé par :
- une toux d'accès brutal, avec suffocation, lors de l'alimentation ou d'un jeu ;
- l'enfant se tient la gorge ;
- la **toux** est sèche, persistante ;
- il y a une gêne ventilatoire à l'inspiration ;
- **la ventilation est bruyante ;**
- il y a un **tirage :** enfoncement des parties molles à l'inspiration (creux au cou, espace entre les côtes).

SIGNES DE GRAVITÉ

Ce sont les suivants :
- **sueurs** abondantes (augmentation du CO_2 sanguin) ;
- cyanose (diminution de l'O_2 sanguin) ;
- **incapacité de parler** (épuisement) ;
- **absence de toux ;**
- pause ventilatoire (arrêt ventilatoire d'au moins 10 secondes) ;
- **absence totale de bruit** ventilatoire : arrêt ventilatoire complet ;
- troubles de la conscience, angoisse, agitation ;
- perte de connaissance : inconscience.

LA CONDUITE À TENIR

Si la personne respire :
- la mettre en position demi-assise ou **assise** ;
- **alerter** le SAMU, centre 15 ;
- **délivrer de l'oxygène** à haut débit en attendant les secours : 15 litres/min (sur prescription téléphonique par le médecin du SAMU, centre 15) ;
- **rassurer** ;
- **surveiller** la conscience et la ventilation.

Si la personne est en arrêt ventilatoire :
- **faire tousser** ;
- si le sujet est debout ou assis :
   – le pencher en avant, bouche ouverte ;
   – pratiquer 5 tapes sèches avec le talon de la main entre les omoplates ;
- si le sujet est couché sur le dos :
   – se mettre à genou, à hauteur du thorax du sujet ;
   – basculer la personne contre soi ;
   – pratiquer 5 tapes sèches avec le talon de la main entre les omoplates ;
- vérifier que le corps étranger est sorti (spontanément lors de la manœuvre) ou aller le chercher avec la main dans la bouche s'il est visible.

En cas d'échec, pratiquer la manœuvre de Heimlich :
- sujet debout ou assis :
   – se mettre derrière le sujet ;
   – entourer sa taille avec les bras ;
   – le poing fermé entouré de l'autre main au creux de l'estomac ;
   – exercer une brusque poussée vers le haut et vers l'arrière ;
- sujet couché sur le dos :
   – à cheval sur le sujet à hauteur des cuisses ;
   – avec le talon de la main au creux de l'estomac ;
   – exercer une brusque poussée vers le haut et vers l'arrière ;
- vérifier que le corps étranger est sorti (spontanément lors de la manœuvre) ou aller le chercher avec la main dans la bouche.

Il faut alterner 5 tapes sèches avec 5 manœuvres de Heimlich jusqu'à réussite.
Si c'est un jeune enfant, le soulever tête en bas pour pratiquer les tapes sèches.
On peut réaliser la manœuvre de Heimlich pour soi-même : se laisser tomber creux de l'estomac contre le coin d'une table.

LES PIÈGES

Il est illusoire de souffler pour faire avancer le corps étranger vers une bronche (le diamètre se réduisant).
Les fausses routes sont beaucoup plus fréquentes chez les personnes traitées par psychotropes (neuroleptiques, benzodiazépines).

Y penser devant un arrêt ventilatoire impossible à ventiler.

Une pneumopathie de l'enfant résistante au traitement médical doit faire évoquer de principe le corps étranger bronchique. Le syndrome d'inhalation serait alors ancien et passé inaperçu.

POUR EN SAVOIR PLUS

Goulon M. « Les insuffisances respiratoires aiguës », *in Les Urgences*. Paris : Maloine, année, 87-138.

Croix-Rouge Française, « Premiers secours en équipe », *Guide de l'équipier,* Les éditions de la Croix-Rouge, SAD, 23-25 rue d'Épluches, 95310 Saint-Ouen-l'Aumône.

Œdème aigu du poumon (OAP)

LA DEMANDE

L'œdème aigu du poumon est l'expression de l'insuffisance ventriculaire gauche. L'insuffisance ventriculaire provoque une lésion de la barrière alvéolocapillaire et entraîne une augmentation de sa perméabilité, avec accumulation de fluide plasmatique dans les espaces interstitiels, puis dans les espaces alvéolaires.
Toute cardiopathie chronique peut se compliquer d'insuffisance ventriculaire gauche : les plus fréquemment rencontrées sont les cardiomyopathies dilatées.
Les cardiopathies aiguës se distinguent par l'émergence brutale d'une insuffisance ventriculaire gauche, pouvant évoluer rapidement vers un état de choc cardiogénique (voir fiche « Infarctus du myocarde »).
La principale cause rencontrée dans ce cadre est l'infarctus du myocarde.
Les autres causes habituelles sont les valvulopathies aiguës, notamment les endocardites infectieuses, les myocardites aiguës, les troubles du rythme paroxystiques ou de la conduction.

LES SIGNES

Le patient est assis, il est essoufflé au moindre effort.
Il présente une accélération de la ventilation (polypnée).
Sa respiration est bruyante, témoignant d'un encombrement.
Il est angoissé, agité.
Son pouls est rapide (tachycardie).
Sa pression artérielle systolique est normale ou élevée

SIGNES DE GRAVITÉ

Des signes de gravité de l'œdème pulmonaire peuvent apparaître :
- sueurs ;
- cyanose ;

- mousse rosée aux lèvres ;
- le patient ne peut plus parler ;
- troubles de la conscience ;
- marbrures ;
- pouls lent (bradycardie) pouvant évoluer vers un arrêt cardio-ventilatoire.

LA CONDUITE À TENIR

Le patient doit être installé en position assise stricte.
Si on dispose d'oxygène, on lui en délivrera au masque à un débit de 15 litres par minute.
On libère les voies aériennes supérieures (LVA) : on détache le col, la cravate et la ceinture.
On alertera rapidement le SAMU
On surveillera le pouls, la ventilation et surtout la conscience du patient.

LES PIÈGES

Il ne faut pas allonger le patient, ce geste risque de déclencher un arrêt cardio-ventilatoire.

POUR EN SAVOIR PLUS

Delclaux C., Roupie E., Harf A., Lemaire F., Brochard L. « Le syndrome de détresse respiratoire aiguë : aspects récents physiopathologiques et thérapeutiques ». *Med Therapeuth.* 1996 ; 2 : 319-327.
Junod A.-F. *Biologie et physiopathologie du syndrome de détresse respiratoire de l'adulte.* Paris : Médecine-Sciences Flammarion, 1991 : 1016-1023.

Œil douloureux

LA DEMANDE

Le patient vient pour une douleur intense qu'il localise au niveau du globe oculaire.

LES SIGNES

■ Kératites

Brûlures chimiques
(Voir fiche « Brûlures oculaires ».)

Kératite d'exposition aux ultraviolets
Les signes fonctionnels apparaissent après un délai de quelques heures suivant l'exposition aux ultraviolets. Les lésions oculaires se limitent très habituellement à une kératite ponctuée superficielle.
Les causes les plus fréquentes sont une exposition solaire intense non protégée (« ophtalmie des neiges ») ou professionnelle (« coup d'arc »).

Corps étranger intracornéen
(Voir fiche « Corps étranger oculaire ».)

Kératite secondaire à une déformation palpébrale
L'**ectropion** est défini comme une éversion du bord libre de la paupière. Il peut en résulter une malocclusion, responsable de kératite.
L'**entropion,** défini comme une bascule en dedans du bord libre de la paupière, peut également être responsable d'une kératite intense par frottement des cils sur la cornée.

Kératite secondaire à un syndrome sec oculaire
Il s'agit de l'une des causes les plus fréquentes d'irritation oculaire chronique, en particulier chez les sujets âgés (voir fiche «œil sec »).

Kératites virales
On distingue :
- **l'herpès cornéen :** dans la très grande majorité des cas, il s'agit d'une kératite récurrente secondaire, survenant à distance de la primo-infection par *Herpes simplex* virus (HSV). La forme la plus fréquente et la plus typique est l'ulcère dendritique. Les signes fonctionnels sont souvent intenses, avec douleurs vives, larmoiement et

photophobie. Bien que l'évolution spontanée soit favorable, l'utilisation de pommade ophtalmique à l'aciclovir permet une cicatrisation plus rapide. La kératite herpétique peut être déclenchée ou aggravée par l'utilisation inappropriée de collyres aux corticoïdes ;

- **le zona ophtalmique :** lié à la récurrence de l'infection à virus varicelle-zona (VZV) dans le territoire de la première branche du trijumeau (VI), le zona ophtalmique est avant tout observé chez les sujets âgés ou immunodéprimés. La présence de vésicules sur l'aile du nez (signe d'Hutchinson) traduit l'implication de la branche nasale du nerf nasociliaire, associée à un risque particulièrement élevé de lésions oculaires. Globalement, des manifestations ophtalmologiques sont observées dans environ 40 % des cas de zona du VI. Parmi les lésions observées, les plus fréquentes sont superficielles (conjonctivite, kératite), mais une inflammation endoculaire (uvéite) peut être également rencontrée. La kératite peut se présenter sous forme de ponctuations superficielles ou d'ulcères semblables à ceux de l'infection à HSV. Des complications cornéennes secondaires sévères peuvent parfois être observées, pouvant aller jusqu'à la perforation. Un traitement antiviral (aciclovir ou valaciclovir) est systématiquement indiqué en cas de zona du VI ;
- **la kératoconjonctivite à adénovirus :** elle survient de manière épidémique, avec une transmission du virus par simple contact manuel ou par l'intermédiaire de matériel ou de mobilier contaminé. Aucun traitement n'a fait la preuve de son efficacité. L'éviction scolaire des enfants atteints est nécessaire.

Kératites bactériennes
On distingue :

- **l'abcès de cornée :** il constitue l'aspect le plus courant de l'infection cornéenne par une bactérie. Les germes le plus souvent en cause sont les staphylocoques, les streptocoques et Pseudomonas. Un facteur favorisant l'infection est retrouvé de façon quasi systématique. **Le port de lentilles de contact mal adaptées ou décontaminées de manière inappropriée est fréquemment en cause.** Dans la forme typique, la douleur est intense, avec rougeur ;
- **le trachome :** la maladie est rare en France, mais existe avec une forte fréquence dans les pays en voie de développement et surtout sur le continent africain.

Autres kératites infectieuses
C'est essentiellement la kératite fungique : les traumatismes cornéens d'origine végétale ou les procédures inadéquates de décontamination des lentilles de contact sont des étiologies fréquentes. Les aspects cliniques sont très variés, simulant souvent les kératites d'origine bactérienne.

■ Uvéites

Étymologiquement, l'uvéite est une inflammation de l'uvée (choroïde, corps ciliaire, iris). Actuellement, le terme d'uvéite désigne toute inflammation endoculaire.
L'uvéite peut être antérieure (en avant du cristallin), intermédiaire (vitré, rétine périphérique) ou postérieure (rétine centrale).

Rougeur ou douleur oculaires ne sont observées qu'en cas d'uvéite antérieure, essentiellement lorsque celle-ci est aiguë, mais peuvent manquer lorsque l'inflammation est chronique.
Une baisse d'acuité visuelle est généralement associée.
Elle peut être très modeste, limitée à la simple perception de « mouches volantes », ou plus sévère.

■ Glaucome aigu par fermeture de l'angle (urgence absolue en ophtalmologie)

Caractérisé par une élévation rapide de la pression intraoculaire (PIO), le glaucome par fermeture de l'angle est lié à un blocage brutal de l'excrétion de l'humeur aqueuse.
L'élévation aiguë de la PIO a pour conséquence une douleur habituellement intense, irradiant volontiers sous forme de céphalées.
Les nausées et vomissements secondaires, à la douleur, peuvent faire totalement méconnaître le diagnostic.

SIGNES DE GRAVITÉ

La baisse de l'acuité visuelle impose un bilan ophtalmologique en urgence.

LA CONDUITE À TENIR

Dans tous les cas, un œil douloureux impose une visite chez un médecin ophtalmologue en urgence.
On ne conseillera aucun collyre, éventuellement un rinçage oculaire au sérum physiologique.
Le patient porteur de lentilles de contact doit les retirer immédiatement.

LES PIÈGES

Voir « Glaucome aigu par fermeture de l'angle ».

POUR EN SAVOIR PLUS

Giroud J.-P., Hagège C. *Se soigner seul sans danger.* Editions du Rocher, 1994.

Œil rouge

LA DEMANDE

Le patient se présente avec un œil rouge dans son ensemble.

LES SIGNES

Le signe essentiel est la rougeur. Celle-ci fait partie d'un grand nombre d'affections ophtalmologiques.
Une rougeur localisée peut être le reflet d'une hémorragie sous-conjonctivale ou d'une sclérite localisée. L'intensité de la rougeur peut également être un élément d'orientation, un œil plus rose que rouge est plutôt en faveur d'une conjonctivite.

SIGNES DE GRAVITÉ

La douleur (voir fiche «œil douloureux»).
La présence d'une baisse de l'acuité visuelle doit être évaluée œil par œil et faire l'objet d'une consultation en urgence chez un médecin ophtalmologue.
L'inspection des paupières et la recherche d'une exophtalmie font également partie de l'examen de tout œil rouge

LA CONDUITE À TENIR

Voir fiches « Conjonctivite » et «œil douloureux ».

LES PIÈGES

C'est d'abord **l'hémorragie sous-conjonctivale.**
La présence de sang sous la conjonctive est souvent une source d'inquiétude importante pour le patient. Pourtant, malgré l'aspect parfois impressionnant de l'hémorragie sous-conjonctivale, le plus souvent, aucune cause n'est retrouvée. L'hémorragie peut masquer

une plaie du globe, qui doit être systématiquement envisagée en cas de profession à risque, d'où la nécessité d'une consultation ophtalmologique en cas de doute sur un traumatisme.
La résorption spontanée d'une hémorragie sous-conjonctivale est observée en quelques jours à 3 semaines.
Au cours du sida, la localisation conjonctivale d'un **sarcome de Kaposi** peut simuler une hémorragie sous-conjonctivale.
Enfin, penser à la conjonctivite (voir fiche « Conjonctivite »).

POUR EN SAVOIR PLUS

Brézin A. «œil rouge, œil douloureux », *In AKOS, Encyclopédie de médecine générale.* Paris : Elsevier, 1998, 1-0840, tome 1.
Giroud J.-P., Hagège C. *Se soigner seul sans danger.* Éditions du Rocher, 1994.

Œil sec

LA DEMANDE

La personne se présente à l'officine pour une sécheresse oculaire.

LES SIGNES

Ce sont les suivants :
- sensation de gêne (impression de grains de sable ou de poussière dans les yeux), de **picotements** ou de brûlures oculaires ;
- fatigue oculaire ;
- photophobie ;
- population : généralement sujet âgé et femme ménopausée.

SIGNES DE GRAVITÉ

Ce sont les suivants :
- douleur oculaire brutale et intense ;
- notion de traumatisme oculaire (corps étranger, projection chimique, choc…) ;
- diminution de l'acuité visuelle ;
- signes associés : céphalées, vomissements, vertiges…

LA CONDUITE À TENIR

■ Avec signes de gravité
C'est une urgence ophtalmique, l'orientation vers un ophtalmologiste est obligatoire.

■ Sans signes de gravité
Le recours à l'ophtalmologiste doit être recommandé. Il est, en effet, indispensable de vérifier l'état de la cornée et de la conjonctive du patient.
Toutefois, un traitement symptomatique pourra être initié par le médecin généraliste, et, si les signes cliniques persistent, une consultation spécialisée demandée par la suite. La

prescription de substitut lacrymal (larmes artificielles) sous forme de gel, de collyre unidose ou de flacon multidose (produits sans conservateurs) constitue la thérapeutique habituelle.

LES PIÈGES

La **iatrogénie** n'est pas rare. Il s'agit de rechercher une prise médicamenteuse favorisant une sécheresse oculaire : psychotropes (antidépresseurs, benzodiazépines…), dérivés atropiniques, bêtabloquants, parasympatholytiques (certains antihypertenseurs, antiparkinsoniens, antihistaminiques).

Ne pas passer à côté d'un **syndrome de Gougerot-Sjögren :** il est caractérisé, généralement chez la femme après 40 ans, par une sécheresse généralisée des muqueuses (yeux secs, bouche sèche…) consécutive à la diminution puis à l'arrêt de la sécrétion des glandes lacrymales, salivaires, digestives et vaginales.

Penser au port de **lentilles de contact** (voir fiche « Lentilles, accidents et incidents »).

POUR EN SAVOIR PLUS

Pouliquen Y. *Précis d'ophtalmologie*. Paris : Masson & Cie, 1984.

Œil traumatique

LA DEMANDE

Le patient se présente avec un œil douloureux après un choc direct (bouchon de champagne, balle de golf, de tennis, de squash…).

LES SIGNES

■ Contusion

Un traumatisme non perforant du globe a fréquemment pour origine des projectiles de taille moyenne, dont les balles de golf, de tennis et de squash.

Parmi les nombreuses lésions possibles après une contusion, il peut survenir un glaucome secondaire (par lésion de l'angle iridocornéen) ou une cataracte post-traumatique (par impact sur le cristallin) et ceci plusieurs semaines après le traumatisme.

Tout œil rouge ou douloureux après contusion nécessite donc, de manière systématique, un examen par un médecin ophtalmologue en urgence.

■ Corps étranger intracornéen

(Voir fiche « Corps étranger oculaire ».)

SIGNES DE GRAVITÉ ET CONDUITE À TENIR

Ces signes imposent une hospitalisation en urgence en milieu spécialisé après contact avec le centre 15.

■ Traumatisme perforant

Une plaie du globe oculaire se traduira par une douleur intense. Les plaies pénétrantes de cornée ne sont pas toujours de diagnostic facile, et la fuite d'humeur aqueuse par la plaie ne peut être mise en évidence que par un lavage à la fluorescéine. Tous les constituants oculaires peuvent être atteints par le traumatisme perforant : iris, corps ciliaires, cristallin, corps vitré.

Le patient doit être hospitalisé en extrême urgence dans un service de chirurgie ophtalmologique.

Pour le transport, il est conseillé d'effectuer un pansement occlusif sur l'œil atteint. On expliquera au patient de ne pas effectuer de mouvements oculaires brutaux.

On évitera d'occlure l'œil opposé, pour ne pas provoquer un stress et ainsi augmenter la pression intraoculaire.
Le risque d'infection locale est grand et, s'il est négligé, pourra entraîner une perte du globe oculaire, voire une atteinte neurologique.

■ **Brûlures chimiques**
(Voir fiche « Brûlures oculaires ».)

LES PIÈGES

C'est essentiellement **l'hémorragie sous-conjonctivale.**
La présence de sang sous la conjonctive est souvent une source d'inquiétude importante pour le patient. L'hémorragie peut masquer une plaie du globe, qui doit être systématiquement envisagée en cas de profession à risque.

POUR EN SAVOIR PLUS

Brézin A. « œil rouge, œil douloureux », *In AKOS, Encyclopédie de médecine générale*, Paris : Elsevier, 1998, 1-0840, tome 1 1998.

Ongle incarné

LA DEMANDE

Une personne se présente pour une douleur au niveau du gros orteil.

LES SIGNES

On recherche l'origine : port de chaussures trop étroites et/ou mauvaise coupe de l'ongle qui va alors s'enfoncer dans les parties molles avoisinantes.
Il existe des signes d'inflammation :
- douleur : cuisson ;
- chaleur locale ;
- rougeur ;
- gonflement.

SIGNES DE GRAVITÉ

Ce sont les suivants :
- le **terrain** : risque infectieux chez le diabétique, le jeune enfant, la personne âgée, l'alcoolique chronique, le patient atteint d'artérite ou d'insuffisance veineuse chronique ;
- inflammation purulente ;
- fièvre ;
- adénopathies : ganglions douloureux (coude ou aisselle) ;
- profondeur : ostéite, arthrite.

LA CONDUITE À TENIR

■ En prévention

Éviter une coupe trop arrondie ou trop courte de l'ongle, effectuer plutôt une coupe nette et droite.
Proscrire les chaussures trop étroites, la pointe étant trop serrée, le gros orteil se trouve comprimé.

■ **En traitement**
Effectuer une antisepsie locale.
Mettre en place, si nécessaire, un manchon tubulaire correcteur au niveau des orteils afin d'éviter les chevauchements.
Porter des chaussures amples et confortables pendant toute la durée du traitement.
Consulter un pédicure-podologue si la douleur persiste et afin de stopper l'incarnation.
Vérifier la vaccination **antitétanique.**
Vérifier la température : recherche de **fièvre.**
Surveiller l'apparition de signes d'inflammation.
Au moindre doute, prendre un avis **médical.**

LES PIÈGES

Tenir compte du terrain : risque infectieux chez le diabétique, le jeune enfant, la personne âgée, l'alcoolique chronique, le patient atteint d'artérite ou d'insuffisance veineuse chronique.
Proscrire les chaussures trop étroites et à talon dès le début de l'incarnation.
Ne pas chercher à couper soi-même l'ongle à l'aide d'appareil de pédicurie, mais avoir recours aux soins d'un pédicure-podologue.

POUR EN SAVOIR PLUS

Bontemps F., Roquier-Charles D., *Le conseil en pharmacie,* Groupe Liaisons, 1999.

Opiacés de substitution

LA PROBLÉMATIQUE

Deux molécules sont actuellement à la disposition des toxicomanes : la buprénorphine (Subutex®) et la méthadone.

LES SIGNES

Les signes sont les mêmes qu'avec tous les opiacés (voir fiche « Overdose morphinique »), mais ils sont plus prolongés qu'avec les opiacés d'action rapide.
Leur action est souvent retardée lors de la prise par voie orale (délais d'absorption).

SIGNES DE GRAVITÉ

Il est faux de penser que ces molécules ne peuvent pas donner de phénomènes d'overdose ; les complications sont les mêmes que lors d'un surdosage par héroïne.
Les intoxications par opiacés de substitution associés à une prise de psychotropes (le plus souvent des benzodiazépines) sont souvent graves voire mortelles. En effet, de par les délais et les mécanismes d'action de ces substances, l'effet maximal des psychotropes s'ajoute à ceux des opiacés. On a donc accentuation des effets dépresseurs respiratoires de deux types de molécules.

LA CONDUITE À TENIR

C'est un surdosage en morphiniques, il faut donc faire appel au SAMU pour la prise en charge du sujet.
(Voir fiche « Overdose morphinique ».)
Si le patient est stimulable, il faut essayer de le garder conscient, le patient doit être hospitalisé.
Si le patient est inconscient mais a une ventilation efficace, il sera mis en position latérale de sécurité (PLS).
Si la ventilation est diminuée (inférieure à 6 mouvements par minute), il faut pratiquer la ventilation artificielle de préférence en oxygène pur au ballon après libération des voies aériennes supérieures.

Parfois, la simple ventilation au masque suffit à réveiller le patient en quelques minutes. En cas d'arrêt ventilatoire ou cardio-ventilatoire, il faut pratiquer des manœuvres de réanimation (voir fiche « Arrêt cardio-ventilatoire »).

LES PIÈGES

Une intoxication par la méthadone est possible chez l'enfant ; en effet, la forme d'utilisation lors du traitement des toxicomanes est sous forme buvable et donc facilement accessible aux enfants, si par négligence un flacon est laissé à sa disposition. Il faut donc toujours y penser lors de troubles de la conscience chez un enfant de l'entourage d'un toxicomane.

POUR EN SAVOIR PLUS

Bismuth C., Baud F., Frejaville J.-P. et coll. *Toxicologie clinique*. Paris : Médecine-Sciences Flammarion, 2000.
Richard D., Senon J.-L. *Dictionnaire des drogues, des toxicomanies et des dépendances*. Paris : Larousse, 1999.
Frydman N., Martineau H. *La Drogue, où en sommes nous ? Bilan des connaissances en France en matière de drogues et de toxicomanies*. Paris : La Documentation française, 1998.
Traqui A., Tournoud C., Flesch F. et coll., « Intoxications aiguës par traitement substitutif à base de buprénorphine haut dosage ». *Presse med.* 1998,27 : 557-561.
Site Internet de Toxibase à Lyon : http://www.drogues.gouv.fr
Site Internet du Comité français d'éducation pour la santé : http://www.cfes.sante.fr

Otalgie

LA DEMANDE

Une douleur aiguë unilatérale fait souffrir le patient.

LES SIGNES

L'otalgie est un symptôme fréquent.
Certaines causes sont évidentes :
- une otite externe ;
- une otite moyenne aiguë ;
- un furoncle du conduit auditif externe ;
- une périchondrite du pavillon de l'oreille ;
- un hématome survenu après un traumatisme.

Mais certaines otalgies peuvent être liées à une pathologie aiguë de voisinage :
- adénite aiguë, rétro- ou sous-angulo-maxillaire, consécutive à une infection de la sphère ORL ou d'une dent (la palpation du ganglion réveille la douleur) ;
- parotidites aiguës (« les oreillons ») : la région jugale et pré-auriculaire est inflammatoire et œdématiée ;
- infection aiguë d'origine oropharyngée (angine, phlegmon périamygdalien) ;
- inflammation de l'articulation temporo-mandibulaire (elle survient souvent chez des patients qui viennent de bénéficier de soins dentaires récents) ;
- névralgies d'origine cervicale ou occipitale, névralgie du trijumeau ou du glosso-pharyngien.

SIGNES DE GRAVITÉ

La présence d'un écoulement peut signer une rupture de tympan (voir fiche « Otorrhée »). L'association à une paralysie faciale signe un problème d'extension locale d'une tuméfaction (cancer, infection) qui nécessite une consultation ORL en urgence.
La conduite à tenir
En attendant la consultation ORL, on évitera toute introduction d'un produit quelconque dans le conduit auditif.

On pourra prescrire un antalgique par voie orale de type **anti-inflammatoire non stéroïdien** à visée antalgique comme les dérivés de l'acide propionique tels que l'ibuprofène (Advil®, Algifène®, Nurofen®).

On peut préconiser le **paracétamol** à doses antalgiques. L'action antalgique du paracétamol est dépendante de la dose : une posologie de 3 g/24 h est recommandée.

Des **associations de paracétamol et codéine** peuvent également être envisagées (Efféralgan® codéine, Dafalgan codéine®, Codoliprane®) en cas de douleurs plus prononcées.

LES PIÈGES

L'un des pièges les plus classiques dans le cadre d'une otalgie est le carcinome épidermoïde des voies aéro-digestives supérieures. C'est l'un des modes les plus fréquents de révélation de ces cancers ORL liés à l'excès de consommation de tabac et d'alcool.

POUR EN SAVOIR PLUS

Giroud J.-P., Hagège C. *Se soigner seul sans danger*. Éditions du Rocher, 1994.
Le Pajolec C., « Otite Moyenne Aiguë». *In Protocoles 97*. Paris : Éditions scientifiques L & C, 1998, 297-301.

Otorrhée (écoulement d'oreille)

LA DEMANDE

L'otorrhée est un écoulement de liquide par l'oreille. Elle peut être purulente (la plus fréquente), sanglante ou constituée de liquide céphalorachidien.

LES SIGNES

■ Otorrhée purulente

C'est la plus fréquente des otorrhées. Elle provient de l'oreille externe ou de l'oreille moyenne.
L'écoulement purulent s'écoule par le méat auditif.
Les circonstances de survenue de l'otorrhée doivent être notées : apparition après une baignade ou une infection nasopharyngée, ainsi que la présence de signes associés : otalgie, hypoacousie, acouphènes, vertiges. Le signe associé essentiel est l'otalgie intense, troublant le sommeil, augmentée par la pression du tragus ou la traction vers l'arrière du pavillon de l'oreille.
La fétidité de l'otorrhée doit faire évoquer la présence d'un cholestéatome de l'oreille moyenne ou un corps étranger du conduit auditif externe chez l'enfant.
Toutes les formes d'otites chroniques avec perforation tympanique peuvent se compliquer d'une otorrhée soit après une infection rhinopharyngée, soit après l'introduction d'eau dans la caisse du tympan (bain en piscine, lavage des cheveux).

■ Otorrhée sanglante

Une otorrhée sanglante est une otorragie.
Deux circonstances peuvent conduire à une otorragie : un traumatisme de l'oreille ou une pathologie non traumatique :
- **les traumatismes de l'oreille** sont les principaux responsables des otorragies. Il s'agit soit de traumatismes directs du conduit auditif externe (barotraumatisme, gifle, blast, coton-tige), soit de traumatismes du rocher dans le cadre d'un traumatisme crânien. L'interrogatoire retrouve aisément l'accident initial.

- **l'absence de contexte traumatique** devant une otorragie doit faire suspecter quelques diagnostics. Chez l'enfant, il s'agit le plus souvent d'une origine virale ; la rupture d'une phlyctène engendre une otorragie. Ailleurs, il s'agit d'une perforation spontanée d'une otite moyenne aiguë où l'otorragie s'associe à une otorrhée purulente.

SIGNES DE GRAVITÉ

L'otorrhée cérébro-spinale, même si elle est exceptionnelle, est grave. Elle est d'origine traumatique et résulte d'une solution de continuité du toit de l'oreille moyenne (le tegmen) créant une communication entre les cavités de l'oreille et les espaces sous-arachnoïdiens. L'otorrhée cérébro-spinale est souvent mêlée de sang lors du traumatisme initial. L'aspect de l'otorrhée est évocateur : il s'agit d'un liquide semblant être de l'eau et dont la composition est celle du liquide céphalo-rachidien.
Toute paralysie faciale étant survenue immédiatement après l'accident témoigne d'une section du nerf facial et impose une réparation chirurgicale d'urgence.
Les vertiges signent l'atteinte du vestibule et nécessitent un traitement en urgence.

LA CONDUITE À TENIR

Toute otorrhée ou toute otalgie doit conduire à un examen otoscopique.
En attendant la consultation ORL, on évitera toute introduction d'un produit quelconque dans le conduit auditif.
La bonne tenue de la vaccination antitétanique doit être vérifiée devant toute plaie du conduit auditif externe.

LES PIÈGES

Il faudra, surtout chez l'enfant, se méfier d'un corps étranger oublié (coton, petit objet...).

POUR EN SAVOIR PLUS

Lebovics R. « Maladies des voies aériennes supérieures », *In Harrison, Principes de médecine interne.* Paris : Médecine-Sciences Flammarion, 1993, 1096-1102, 5e édition.

Overdose morphinique

LA DEMANDE

C'est un surdosage en morphiniques (le plus fréquemment par injection ou sniff d'héroïne) chez un toxicomane.
La survenue d'une overdose est fréquemment consécutive :
- à la prise d'une dose inhabituelle chez un toxicomane régulier (nouvel arrivage, changement de qualité du produit) ;
- à la reprise de l'intoxication, à même dose, chez un toxicomane rechutant après une abstinence.

Ce tableau peut également correspondre à une intoxication, volontaire ou non, par des médicaments morphinomimétiques (morphine, codéine, Dolosal®, Palfium®...).

LES SIGNES

Le sujet est stuporeux puis inconscient.
Les pupilles sont en myosis bilatéral serré (en tête d'épingle).
Il respire lentement, et peut faire des apnées.
Le pouls du patient est ralenti.
On observera éventuellement une trace d'injection (avec présence du matériel du toxicomane : seringue...).

SIGNES DE GRAVITÉ

Il existe parfois d'emblée des complications :
- collapsus et détresse circulatoire (effet vasodilatateur des morphiniques) ;
- inhalation bronchique avec détresse ventilatoire importante ;
- œdème du poumon de type lésionnel.

En cas de découverte tardive on peut observer :
- hypothermie ;
- points de compression cutanée (rhabdomyolyse) ;
- un arrêt ventilatoire, voire cardio-ventilatoire.

LA CONDUITE À TENIR

Dans tous les cas, il faut faire appel au SAMU pour la prise en charge du sujet.
Si le patient est stimulable, il faut essayer de le garder conscient, il doit être hospitalisé.
Si le patient est inconscient mais a une ventilation efficace, il sera mis en position latérale de sécurité (PLS).
Si la ventilation est diminuée (inférieure à 6 mouvements par minute), il faut pratiquer la ventilation artificielle de préférence en oxygène pur au ballon après libération des voies aériennes supérieures.
Parfois, la simple ventilation au masque suffit à le réveiller en quelques minutes.
Si arrêt ventilatoire ou cardio-ventilatoire, il faut pratiquer des manœuvres de réanimation (voir fiche « Arrêt cardio-ventilatoire »).
Il existe un antidote efficace, la naloxone (Narcan®), mais sa durée d'action est souvent plus courte que le toxique (voir fiche « Utilisation d'antidotes et traitement des intoxications »).

LES PIÈGES

Certains patients peuvent présenter des phénomènes de remorphinisation alors qu'ils semblent se réveiller (action retard de certains dérivés frelatés) ; ce type de patient doit toujours être surveillé en attendant les secours.
Cette intoxication est souvent couplée à une intoxication polymédicamenteuse ; les risques sont alors ceux de l'overdose aggravés par ceux de l'intoxication polymédicamenteuse.

POUR EN SAVOIR PLUS

Bismuth C., Baud F., Frejaville J.-P. et coll. *Toxicologie clinique.* Paris : Médecine-Sciences Flammarion, 2000.
Savoir plus risquer moins, Drogues et dépendances le livre d'information. CFES (Comité français d'éducation pour la santé), 2000.
Frydman N., Martineau H. *La Drogue, où en sommes nous ? Bilan des connaissances en France en matière de drogues et de toxicomanies.* Paris : La Documentation française, 1998.
Site Internet de Toxibase à Lyon : http://www.drogues.gouv.fr

Palpitations, tachycardie

LA DEMANDE

Le sujet sent son cœur battre « plus vite et plus fort ».

LES SIGNES

Le sujet ressent une angoisse, son cœur « tape dans sa poitrine ».
Parfois, il ressent une sensation d'irrégularité de ses battements, voire des pauses.
Le pouls est supérieur à 100 battements par minutes.

SIGNES DE GRAVITÉ

Les signes suivants témoignent d'une mauvaise tolérance du muscle cardiaque :
- une douleur thoracique constrictive de type angineuse (voir fiche « Angine de poitrine ») ;
- des signes de détresse circulatoire : pâleur, chute de la pression artérielle, vertiges lors du lever, sueurs ;
- un pouls irrégulier : témoignant d'un trouble de conduction intracardiaque (extra-systoles, arythmie par fibrillation auriculaire).

LA CONDUITE À TENIR

Une crise de tachycardie nécessite toujours une visite médicale en urgence.
En présence de signes de gravité, on fera toujours appel au SAMU, centre 15, pour la prise en charge du sujet par une équipe de réanimation.
En attendant le médecin, le sujet sera placé dans un endroit calme en semi-assis.
On peut essayer, pour faire céder la crise, des manœuvres physiques comme faire boire un verre d'eau glacée ou faire pratiquer au sujet la **manœuvre de Valsalva.** Ces manœuvres sont efficaces en cas de maladie de Bouveret.
La manœuvre de Valsalva consiste à demander au patient de pincer son nez puis d'effectuer une expiration forcée bouche fermée pendant 10 s (expiration à glotte fermée).

D'autres manœuvres dites vagales telles que la pression des globes oculaires ou le massage des sinus carotidiens peuvent être efficaces mais présentent des risques conséquents pour le patient (traumatisme oculaire ou accident vasculaire cérébral).

En cas d'angoisse du sujet, un comprimé de prazepam (Lysanxia® 40mg) ou de bromazepam(Lexomil®) placé en sub-lingual pourra calmer le patient et améliorer la tolérance de la crise.

En cas de crise de tachycardie, le patient doit toujours bénéficier d'un bilan cardiologique et d'un holter (enregistrement en continu sur 24 heures du rythme cardiaque).

Chez le sujet jeune les causes les plus fréquentes de crise de tachycardie sont :
- **la maladie de Bouveret,** qui se présente comme des épisodes de tachycardie paroxystique, cédant spontanément ou après manœuvres vagales, est toujours bénigne ;
- **le syndrome de Wolf Parkinson White,** qui est une anomalie congénitale due à l'existence d'une voie de conduction supplémentaire des influx électriques entre les oreillettes et les ventricules. Les ventricules sont ainsi excités par l'activation épisodique de cette voie accessoire (on parle de pré-excitation du ventricule).

LES PIÈGES

Les circonstances déclenchantes permettront une orientation thérapeutique, selon que le début se situe à l'effort ou pendant le repos, diurne ou nocturne, les rapports avec les repas, ou la prise d'excitants (café, tabac, alcool, etc).

Il faudra rechercher d'autres facteurs :
- de la fièvre ;
- une hypoglycémie ;
- une hyperthyroïdie ;
- une prise médicamenteuse (effets indésirables) ;
- une prise de toxiques.

Enfin, le contexte psychologique et psychiatrique du patient doit aussi être envisagé.

POUR EN SAVOIR PLUS

Frank R., Hidden-Lucet F. « Palpitations », *In Akos,* 1998, 1-0860, tome 1.

Panaris

LA DEMANDE

La personne présente un doigt douloureux, rouge et gonflé.

LES SIGNES

On recherche la **plaie** à l'origine de l'infection : piqûre septique, ongles rongés, plaies autour de l'ongle (petites peaux arrachées).
On retrouve :
- les signes d'inflammation :
    - **douleur :** cuisson ;
    - **chaleur** locale ;
    - **rougeur ;**
    - **gonflement ;**
- une petite **phlyctène puriforme,** entourée d'une rougeur diffuse, douloureuse et lancinante.

SIGNES DE GRAVITÉ

Ce sont les suivants :
- patient immunodéprimé : alcoolisme chronique, diabète ;
- fièvre ;
- présence d'adénopathies : ganglions douloureux (coude ou aisselle) ;
- localisation sous l'ongle : risque d'ostéite de P3 (phalange distale) ;
- atteinte d'une gaine : blocage de la flexion extension du doigt (ténosynovite) ;
- profondeur : ostéite, arthrite.

LA CONDUITE À TENIR

Antisepsie (cf. Fiche « plaie simple et plaie grave »)
Vérifier :
- la vaccination **antitétanique ;**
- la température : rechercher une **fièvre.**

Surveiller l'apparition de signes d'inflammation.
Au moindre doute, prendre un avis **médical.**

LES PIÈGES

Atteinte profonde (articulation, os, gaine).
Immunodépression : le diabète en premier lieu.

POUR EN SAVOIR PLUS

Chevrel J.-P., Richarme J. *Chirurgie,* tome 1. Paris : Masson, 1985.

Perte de connaissance

LA DEMANDE

Le patient a présenté un malaise avec perte de connaissance.

LES SIGNES

L'**interrogatoire** du patient et de l'entourage retrouve :
- la notion d'un malaise identique :
- le traitement en cours ;
- la durée du malaise.

Dans les **antécédents,** on cherche une pathologie cardio-vasculaire, neurologique ou diabétique.

Le **mode de début** peut être :
- brutal (pas de souvenir de l'arrivée du malaise) ;
- progressif (avec des signes qui précèdent : les prodromes).

Selon les **prodromes,** l'orientation se fera :
- vers un problème cardiaque : palpitations, douleur thoracique, dyspnée ;
- vers une hypotension orthostatique : vertige, sueurs, bourdonnement d'oreille, brouillard visuel ;
- vers une hypoglycémie : diabétique sous hypoglycémiants (insuline ou sulfamide). Il ne se produit jamais d'hypoglycémie chez un non-diabétique sauf en cas d'effort prolongé.

Le **déroulement** peut montrer :
- une hypertonie (recherche d'une crise convulsive) ;
- une hypotonie.

La **durée** peut être :
- de moins d'une minute (élimine une crise convulsive) ;
- de plusieurs minutes, entraînant une orientation vers un problème neurologique : convulsions, anomalie de la parole, paralysie post-critique, morsure de langue, perte d'urine.

Le **mode de fin** montre :
- une amnésie de la crise (en faveur d'un malaise brutal ou d'une crise convulsive) ;
- le souvenir de la totalité du malaise (donc pas de perte de connaissance).

SIGNES DE GRAVITÉ

Ce sont :
- absence de réveil ;
- des signes de gravité présents : voir fiche « Malaise » ;
- de la douleur : tête, thorax, abdomen.

CONDUITE À TENIR

Rechercher des signes de gravité de malaise.
Mesurer la pression artérielle (appareil automatique) : si la tension est basse, allonger la personne et lui surélever les jambes.
Mesurer la glycémie capillaire : vous pouvez avoir une prescription téléphonique par le médecin du Centre 15. En cas d'hypoglycémie lui donner du sucre.
Rassurer.
Couvrir.
Alerter le SAMU, centre 15.

LES PIÈGES

Rechercher des lésions traumatiques associées à une chute brutale.

POUR EN SAVOIR PLUS

Goulon M. *Les Urgences.* Paris : Maloine.
Attestation de formation aux premiers secours, fiches pédagogiques et techniques, France-Sélection.
Croix-Rouge Française, « Premiers secours en équipe », *Guide de l'équipier,* Les éditions de la Croix-Rouge, SAD, 23-25 rue d'Épluches, 95310 Saint-Ouen-l'Aumône.

Plaies simples et plaies graves

LA DEMANDE

La personne s'est blessée récemment et se présente à l'officine.

LES SIGNES

On retrouve :
- une ouverture de la peau ;
- un saignement peu abondant qui s'est arrêté spontanément ;
- une sensation de douleur.

LES SIGNES DE GRAVITÉ

Ce sont les suivants :
- **profondeur :** atteinte musculaire, tendineuse, nerveuse ;
- **localisation :**
    - thorax, abdomen, dos ;
    - œil ou paupières ;
    - près d'un orifice naturel ;
    - cou ;
- **hémorragie :** voir fiche « Hémorragie » ;
- **le terrain :** risque infectieux chez le diabétique, le jeune enfant et la personne âgée, l'alcoolique chronique, l'immunodéprimé ;
- **l'étendue :** le risque infectieux augmente avec la surface atteinte ;
- **souillures :** corps étrangers (couteau, gravillons, terre, morceau de verre, etc.).

LA CONDUITE À TENIR

■ Plaie simple

Se laver les mains soigneusement.
La personne blessée lave sa plaie à l'eau et au savon : nettoyage simple, rinçage, séchage.

Le soignant met des gants et désinfecte la plaie :
- antiseptique incolore qui permet la surveillance ;
- à large spectre pour la destruction d'un maximum de germes ;
- l'alcool à 70° détruit le HIV ;
- l'eau de Javel détruit le prion de l'encéphalite spongiforme bovine (maladie de Creutzfeldt-Jakob) après un contact de 24 heures au moins.

Principe actif	Hypochlorite de sodium	Iode	Chlorhexidine	Ammoniums quaternaires	Alcool 70°	Hexamidine	Organo-mercuriels
Bactéricide	Oui	Oui	Oui	Oui sur les Gram +	Oui	Oui sur les Gram +	Non
Bactério-statique	Oui	Oui	Oui		Oui		Oui
Bacille tuberculeux	Oui	Oui	Peu	Non	Non	Non	Non
Fongicide	Oui	Oui	Sur *Candida albicans*	Non	Oui	Sur *Candida albicans*	Non
Fongista-tique			Oui	Oui, faible	Oui	Non	Oui
Virucide	Oui	Oui	Non	Faiblement	Oui	Non	Non
Résistance connue	Non	Non	Oui	Oui	Oui	Oui	Oui
Couverture antiseptique	Excellente		Bonne			Faible	
Risques	Allergie Neutralisé par les savons	Caustique avec le mercure	Neurotoxique Ototoxique	Allergie	Incompatible avec matières organiques	Allergie	Caustique avec les dérivés iodés

Pour le pansement on utilise :
- compresses et bande adhésive (Mefix®) ;
- compresses et filet tubulaire ;
- pansements adhésifs tous prêts.

Vérifier la vaccination antitétanique (voir fiche « Tétanos »).
En cas d'apparition de signe d'inflammation, demander un avis médical.

■ Plaie grave

Nettoyer à l'eau et au savon, rincer au sérum physiologique stérile.
Protéger d'une surinfection avec un emballage stérile (couverture de survie, compresses non adhérentes Melolin®).
Mettre au repos :
- proposer à la personne de s'allonger ou la laisser dans la position où elle se sent le mieux, éviter un appui sur la zone blessée ;
- **œil :** sur le dos, tête calée (voir fiche «œil traumatique") ;
- **corps étranger :** le laisser en place (couteau…) ;
- **thorax :** position demi-assise ou assise ;
- **abdomen :** allongée cuisses fléchies et jambes horizontales sur une chaise (décontraction de la sangle abdominale d'où diminution de la douleur).

Alerter : avis médical obligatoire (médecin traitant, secours médicaux 15).
Couvrir.
Surveiller en attendant le relais par les secours.

LES PIÈGES

L'utilisation des bandes adhésives (Stéri-strip®) remplaçant une suture n'est possible que sur une plaie de petite taille et dans une zone de peau non mobile.
Une petite plaie peut cacher des lésions internes importantes ; la mobilité de la peau (en glissant) peut cacher la profondeur et donc la gravité (plaie du thorax, par exemple).
Il faut se méfier d'une hémorragie interne : guetter les signes de détresse circulatoire.

POUR EN SAVOIR PLUS

Cas d'urgence. Formation aux premiers secours, collection multimédia « Apprendre à sauver ». Preventis.
http://www.biam2.org/ BIAM (Banque de données automatisée sur les médicaments).
http://www.egora-sante.com
Pilly E. *Maladies infectieuses.* Éditions C & R, 188-194.
Croix-Rouge Française, « Premiers secours en équipe », *Guide de l'équipier,* Les éditions de la Croix-Rouge, SAD, 23-25 rue d'Épluches, 95310 Saint-Ouen-l'Aumône.

Pneumothorax

LA DEMANDE

Le patient présente une douleur thoracique vive, brutale et continue, augmentée lors de la respiration.

LES SIGNES

Ce sont avant tout les **circonstances :** lors d'un effort de soulèvement, la personne ressent une douleur thoracique latéralisée à type de déchirement (passage d'air entre les deux plèvres d'un poumon avec effondrement du poumon sur lui même). La personne respire avec un poumon et plus ou moins avec l'autre suivant l'importance de l'épanchement gazeux.

Les autres signes sont :
- une **toux** sèche, douloureuse ;
- une gêne ventilatoire inspiratoire et expiratoire ;
- une ventilation superficielle, rapide (supérieure à 20 ventilations par minute) ;
- il existe une morphologie qui prédispose au décollement de la plèvre : la personne est grande, longiligne.

SIGNES DE GRAVITÉ

Ce sont :
- **sueurs** abondantes (augmentation du CO_2 sanguin) ;
- cyanose (diminution de l'O_2 sanguin) ;
- **incapacité de parler** (épuisement) ;
- troubles de la conscience, angoisse, agitation, perte de connaissance ;
- perte de connaissance : inconscience.

LA CONDUITE À TENIR

Mettre la personne en position demi-assise ou **assise** si elle est consciente.
Alerter le SAMU, centre 15.

Administrer de l'oxygène à haut débit en attendant les secours : 15 litres/min (sur prescription téléphonique par le médecin du SAMU, centre 15).
Rassurer.
Surveiller la conscience et la ventilation.

LES PIÈGES

Le pneumothorax suffocant par pneumothorax bilatéral est exceptionnel.
Rechercher un facteur déclenchant : infection pulmonaire à staphylocoque, broncho-pneumopathie chronique (chez le tabagique).
Une douleur thoracique d'origine cardiaque (voir fiche « Douleur thoracique »).

POUR EN SAVOIR PLUS

Viau F., Ouaty E., Pariente R. « Diagnostic et traitement d'un état dyspnéique aigu chez l'adulte », *Encycl. Méd. Chir.* Paris : Éditions techniques, *Urgences,* 24-113-c-10.

Piqûre d'araignée

LA DEMANDE

La personne présente une piqûre avec gonflement localisé et sensation d'échauffement.

LES SIGNES

Les circonstances retrouvent le contact avec l'araignée : travail dans un jardin, rangement d'un grenier, manipulation d'un tas de bois… Toutes les araignées piquent, mais c'est rare car il faut la déranger.
Le point ressemble à une piqûre d'aiguille.
Habituellement, on constate :
- une papule douloureuse de quelques centimètres ;
- érythème en rayon discret ;
- douleur locale modérée.

Une personne sur dix fait une réaction locale allergique avec un œdème de plus de 10 cm pendant plus de 24 h.
Une personne sur cent fait une réaction généralisée, surtout si la réaction locale est importante.

SIGNES DE GRAVITÉ

En 20 à 30 min peuvent s'installer des **crampes** très douloureuses :
- depuis le point de morsure ;
- avec douleur abdominale.

En 2 ou 3 heures apparaît un pic de douleur qui diminue en 12 à 48 h.
Dans les jours et semaines qui suivent, on retrouve :
- paresthésies ;
- douleurs articulaires ;
- maux de tête ;
- insomnies.

LA CONDUITE À TENIR

Mettre la personne au repos.
Désinfecter le point de piqûre.
Appliquer une pommade antiprurigineuse : Phénergan crème®, Sédermyl crème®…
Contrôler la vaccination antitétanique.
Conseil de surveillance :
- en cas de signes d'inflammation, prendre un avis médical ;
- en cas de signes généraux : appeler pour avis médical le SAMU, centre 15.

LES PIÈGES

Voir les fiches « Morsure de vipère » et « Piqûre d'hyménoptère ».
En France, la dernière piqûre grave remonte à 1981, par une veuve noire, en Corse.

POUR EN SAVOIR PLUS

Protocoles : urgences, plans et schémas thérapeutiques 99, Éditions scientifiques L & C, 1999.
« Prise en charge préhospitalière des morsures de serpents venimeux en France et en Outre-mer », table ronde, *La revue des SAMU,* n° 2, tome XVIII, 1996.

Piqûre d'hyménoptère

LA DEMANDE

Piqûre d'insecte, avec gonflement localisé et sensation d'échauffement.

LES SIGNES

Les circonstances retrouvent le contact avec l'insecte (guêpes, abeilles, frelon) au cours du travail dans un jardin ou d'une promenade en forêt. Notion de douleur initiale importante liée à l'injection de venin (il contient des enzymes protéolytiques).
Démangeaisons, sensation de chaud.
Signes d'inflammation : chaleur, rougeur, œdème, douleur.
L'œdème au point de piqûre est proportionnel à la quantité de venin injecté ; si le gonflement s'étend sur l'ensemble du corps, il s'agit d'une allergie.

SIGNES DE GRAVITÉ

Ils sont liés :
- **à la quantité de venin** injecté (voir fiche « Morsure de vipère »), à la notion de **piqûres multiples** chez le jeune enfant ou la personne âgée (risque d'hypotension artérielle et de convulsions) ;
- **à la localisation** de la piqûre : la gorge, l'œdème local (même sans terrain allergique) entraîne une détresse ventilatoire ;
- **à l'allergie :** choc anaphylactique, œdème de Quincke, bronchospasme (voir fiche « Asphyxie, asthme »)

LA CONDUITE À TENIR

Si l'œdème est localisé, isolé :
- enlever l'aiguillon ;
- désinfecter ;

- appliquer une pommade antiprurigineuse : Phénergan crème®, Sédermyl crème® ;
- contrôler la vaccination antitétanique ;
- conseils de surveillance : si apparition de signes d'inflammation, demander un avis médical.

S'il y a des signes généraux :
- hypotension artérielle : allonger la personne ;
- problèmes respiratoires, sensation d'étouffement : demi-assis.

LES PIÈGES

Négliger des antécédents de choc allergique ou d'œdème de Quincke.
Confondre avec une morsure de serpent : deux points de piqûre à environ 5-7 mm d'espacement (voir fiche « Morsure de vipère »).

POUR EN SAVOIR PLUS

Livier B. « Gare aux venins d'hyménoptères », *Le Généraliste FMC,* n° 1867, mardi 9 juin 1998.

Purpura (méningite à méningocoque)

LA DEMANDE

Le patient présente depuis peu de temps des petits points rouges sur la peau.

LES SIGNES

Ce sont les suivants :
- le **purpura,** caractérisé par :
  - des taches hémorragiques punctiformes, qui confluent pour former des nappes rouges violacées, pouvant devenir nécrotiques ;
  - une extension rapide (de minute en minute, c'est le purpura fulminans) : on marque les premières taches et on voit apparaître les nouveaux points non marqués ;
  - il ne disparaît pas à la vitropression : la peau ne blanchit pas quand on appuie dessus avec un objet transparent (verre) ;
- la **fièvre** ;
- le **syndrome méningé** : photophobie, nausées, vomissements, raideur de la nuque, céphalée postérieure.

SIGNES DE GRAVITÉ

Ce sont :
- **l'extension rapide** du purpura ;
- **l'état de choc** : chute de la pression artérielle, tachycardie, cyanose distale, extrémités froides, teint gris pâle ;
- **le coma.**

LA CONDUITE À TENIR

Mettre au repos la personne en position allongée.
Alerter le SAMU, centre 15.

Administrer de l'oxygène à haut débit en attendant les secours : 15 litres/min (sur prescription téléphonique par le médecin du SAMU, centre 15).
Surveiller.
Établir une prophylaxie pour les sujets contacts :
- enfant :
    - Rifadine® : 20 mg/kg/24 h en deux prises pendant 2 jours ;
    - Rovamycine® : 75 000 UI/kg/12 h pendant 5 jours ;
- adulte :
    - Rifadine® : 600 mg matin et soir pendant 2 jours ;
    - Rovamycine® : 3 000 000 UI/12 h pendant 5 jours.

Vaccination anti-méningocoque A + C pour les sujets contacts (Vaccin méningococcique A + C® Pasteur) :
- intéressant pour les méningites importées ;
- chez l'enfant de plus de 3 mois pour le méningocoque A ;
- chez l'enfant de plus 12 mois pour le méningocoque C ;
- obligatoire pour le pèlerinage à La Mecque.

Pas de vaccin contre le méningocoque B (germe le plus fréquent en France métropolitaine).

LES PIÈGES

Il faut déshabiller la personne pour ne pas passer à côté du purpura.

POUR EN SAVOIR PLUS

Perlemuter L., Perlemuter G. *Guide de thérapeutique.* Paris : Masson.
Dictionnaire Vidal 2000, Éditions du Vidal.
Dockx P., Lateur N., Meinardi M. *Dermatologie générale,* CD-Rom, coll. « Médi-Média », Le Généraliste éditions, 1995-1996.

Rétention aiguë d'urines

LA DEMANDE
Le patient n'urine pas.

LES SIGNES
Le besoin d'uriner est remplacé par :
- une douleur permanente de distension, irradiant vers les lombes ;
- une douleur pelvienne ;
- un globe vésical : ventre gonflé, douloureux, dur ;
- chez le vieillard avec des troubles de la conscience : une agitation.

Les causes principales sont :
- une maladie de la prostate chez l'homme (adénome ou cancer), un fibrome ou une tumeur pelvienne chez la femme ;
- certains médicaments : antispasmodiques, antidépresseurs, antiparkinsoniens, anticholinergiques…

SIGNES DE GRAVITÉ
C'est essentiellement la fièvre.

LA CONDUITE À TENIR
Mesure de la température.
Interrogatoire sur le traitement.
Consultation médicale indispensable, car une rétention aiguë d'urines impose un traitement immédiat par cathétérisme évacuateur de la vessie : sonde transurétrale ou cathéter sus-pubien (évacuation par une aiguille en piquant directement dans la vessie au-dessus du pubis). Ce traitement est médical.

LES PIÈGES
L'évacuation du contenu vésical doit être progressive et fractionnée pour éviter un choc ou une hématurie dite *a vacuo*.

POUR EN SAVOIR PLUS
Goulon M. *Les Urgences.* Paris : Maloine, 1987.
Prudhomme C. *L'infirmière et les urgences.* Paris : Maloine, 1999.
Hervé J.-M., Lebret T. « Brûlures mictionnelles », *in AKOS, Encyclopédie de la médecine générale.* Paris : Elsevier, 1998, 1-0290, tome 1.

Sciatique (lumbago, lombosciatique)

LA DEMANDE

La personne présente une douleur du bas du dos.

LES SIGNES

La douleur est déclenchée par un effort de soulèvement.
Il y a une contracture paravertébrale.
La personne adopte une **attitude antalgique :** souvent un peu sur le côté (scoliose) et penchée en avant.
Dans une lombosciatique, une racine du nerf sciatique est comprimée par une hernie discale.
La douleur suit le trajet du nerf, dans la fesse puis derrière la cuisse jusqu'à la jambe et le talon. La douleur augmente au moindre mouvement.
Il y a une diminution de la sensibilité.

SIGNES DE GRAVITÉ

Diminution de la force musculaire : le traitement médical doit être remplacé par le traitement chirurgical.
Paralysie : impossibilité de marcher sur les talons ou sur la pointe des pieds, c'est une **urgence chirurgicale.**
Atteinte de plusieurs nerfs : anesthésie du périnée, perte des selles, impossibilité d'uriner (globe vésical).

LA CONDUITE À TENIR

Repos, en conseillant à la personne de dormir sur un lit dur ou en mettant une planche entre le sommier et le matelas.

Antalgiques :
- paracétamol ;
- ibuprofène ;
- aspirine.

Le port d'une ceinture (lombostat) peut avoir un effet bénéfique.

Sur avis médical :
- myorelaxants ;
- **anti-inflammatoires.**

LES PIÈGES

Rechercher des troubles mictionnels ou une perte de la force musculaire qui nécessitent un traitement chirurgical.

POUR EN SAVOIR PLUS

Perlemuter L., Perlemuter G. *Guide de thérapeutique.* Paris : Masson, 2000.

Section de membre

LA DEMANDE

Section partielle ou complète d'un membre.

LES SIGNES

Ce sont les suivants :
- membre sectionné ;
- hémorragie ;
- douleur variable, les terminaisons nerveuses sont sectionnées.

SIGNES DE GRAVITÉ

Ce sont les suivants :
- hémorragie importante (voir fiche « Hémorragie digestive ») ;
- la section du membre est proche du tronc ;
- il y a des lésions associées…

LA CONDUITE À TENIR

Stopper l'hémorragie : le plus souvent un pansement compressif sur le moignon suffit :
- coussin hémostatique d'urgence Thuasne® (CHUT) ;
- compresses stériles maintenues par des bandes d'Elastoplast® serrées ;
- si le saignement persiste, ne pas hésiter à faire un garrot (le laisser visible et noter l'heure de pose) ; le tensiomètre manuel peut servir de garrot, à condition de surveiller qu'il reste bien gonflé.

En cas de **section incomplète,** rechercher en aval la présence d'un pouls et la conservation de la chaleur et de la couleur qui indique une bonne vascularisation.
Conserver le membre sectionné dans un sac plastique, lui-même dans un sac de glace.
Alerter **les secours médicalisés (SAMU, centre 15).**
Mettre au **repos :** allonger. En cas d'hémorragie importante, surélever les jambes sans jamais les rabaisser.
Surveiller.
Couvrir.

LES PIÈGES

Pas de contact direct entre le membre sectionné et la glace (destruction des tissus par le froid qui empêche la greffe)
Garder tous les morceaux même petits car ils peuvent compléter la greffe en cas de perte de substance importante.
Un garrot n'empêche pas l'écoulement de sang venant de la section d'un os (la moelle osseuse est très vascularisée) ; il faut donc alerter rapidement.
Attention à l'hémorragie associée : risque de détresse circulatoire (voir fiche « Hémorragie digestive »).
Rechercher des lésions associées.

POUR EN SAVOIR PLUS

Murat J.-E., Huten N. « Polytraumatisés », *Encycl. Méd. Chir.* Paris : Éditions techniques, *Urgences,* Année, 24-101-D-10.

Spasmophilie

LA DEMANDE
La personne présente une impression d'étouffement avec angoisse et sensation de malaise intense.

LES SIGNES
Ce sont les suivants :
- ambiance anxiogène, lieu public, situation conflictuelle ;
- fréquence ventilatoire augmentée (> 20/min), ample ;
- impression de serrement laryngé, d'étouffement ;
- fourmillements des extrémités avec contractures musculaires (tétanie) ;
- pas de cyanose.

On recherche la notion de malaise identique.

SIGNES DE GRAVITÉ
Il n'y en a pas.

LA CONDUITE À TENIR
Isoler au calme dans une pièce peu éclairée.
Rassurer pour faire diminuer la fréquence de la ventilation.
Expliquer le phénomène : baisse transitoire du calcium sanguin liée à l'hyperventilation.
Pratiquer les **manœuvres d'hypercapnie** avec un sac plastique : il faut faire respirer la personne en circuit fermé dans un sac pendant 30 secondes à une minute. Cette manœuvre permet de contrôler l'hyperventilation.

LES PIÈGES
Éliminer :
- une hypoglycémie ;
- un asthme.

La prise en charge du terrain anxiogène ne peut se faire dans l'urgence : envisager un suivi psychologique.
Ne pas confondre avec des convulsions.

Suicide (tentative de)

LA DEMANDE

En France, le suicide est devenu l'une des priorités de Santé publique avec 12 000 décès par an.
Il est la deuxième cause de mortalité chez les 15-24 ans après les accidents et la première chez les 25-34 ans.
Dans 90 % des cas, il s'agit d'intoxications médicamenteuses.
La fréquence des idées de suicide est très difficile à évaluer ; on sait pourtant que 7 « suicidants » sur 10 ont parlé de leurs intentions avant leur geste.

LES SIGNES

Le caractère suicidaire du geste n'est pas toujours évident car il peut être masqué :
- au niveau de l'intentionnalité :
    - par le désir de fuir une situation insupportable, souvent verbalisé sous la forme d'un désir de dormir ;
    - par le désir d'interpeller l'autre, seul moyen d'attirer son attention sur sa propre souffrance devenue intolérable ;
- au niveau du geste lui-même :
    - par des conduites addictives chez l'adolescent et le jeune adulte (alcoolisations répétées et massives, overdoses toxicomaniaques, conduites sexuelles à risque, conduite à grande vitesse…) ;
    - par des syndromes de désinvestissement de la personne âgée (refus de manger et de boire, retrait social, rejet des traitements médicamenteux et refus de certaines interventions chirurgicales pourtant jugées indispensables, syndrome de glissement) ;
    - par une automutilation présentée comme un accident ou une prise médicamenteuse excessive chez un sujet âgé passant pour une erreur.

SIGNES DE GRAVITÉ

L'âge : la tentative de suicide du pré-adolescent ou du vieillard est souvent caractérisée par un fort taux de récidive, avec une volonté marquée de réussite.

LA CONDUITE À TENIR

Il s'agit d'interrompre le processus suicidaire avant le passage à l'acte.

Il faut d'abord écouter le patient, puis rechercher systématiquement l'existence d'idées de suicide pour l'orienter vers une hospitalisation libre en milieu spécialisé.

Il ne faut pas oublier que toute idée de suicide est à prendre au sérieux. Le sujet doit être hospitalisé systématiquement aux urgences générales quelle que soit la gravité somatique du geste.

En cas d'ingestion de toxique, la conduite à tenir sera spécifique au toxiques (voir fiches de toxicologie).

POUR EN SAVOIR PLUS

Hardy P. *La prévention du suicide ; rôle des praticiens et des différentes structures de soins.* Paris : Doin Éditeurs, 1997.

Vedrinne J., Sorel P., Weber D. « Sémiologie des conduites suicidaires », *in Psychiatrie, Encyclopédie médico-chirurgicale.* Paris : Elsevier, 1996, 37-114-A-80, 8 p.

Surdité brutale

LA DEMANDE

Le patient se plaint de ne plus entendre **d'une** oreille.

LES SIGNES

Une surdité brutale est une surdité de perception, dont le début est soudain ou rapidement progressif en quelques heures. Le plus souvent unilatérale, elle provient d'une atteinte de l'oreille interne ou du nerf cochléaire.
L'interrogatoire retrouvera :
- **un contexte traumatique :**
  - traumatisme direct : en particulier par un coton-tige, où les lésions peuvent intéresser non seulement la membrane tympanique mais aussi la chaîne ossiculaire et l'oreille interne ; un examen otologique est donc indispensable ;
  - gifle, traumatisme crânien, barotraumatisme survenant pendant un vol en avion ou à l'occasion d'une plongée ; dans tous ces cas, il peut exister des lésions tympaniques, mais des lésions labyrinthiques peuvent s'ajouter, et imposer un geste chirurgical urgent ;
  - traumatisme sonore dû à un bruit intense, bref ou prolongé, comme dans un concert de rock ; dans un grand nombre de cas, la surdité est réversible ; il s'agit d'une surdité de perception ; l'absence de récupération rapide et complète de l'audition nécessite un traitement d'urgence ;
- **un contexte infectieux :**
  - rhinite ou rhinopharyngite : la notion de rhinopharyngite récente oriente vers la présence d'un épanchement tympanique inflammatoire (« catarrhe tubaire ») ;
  - otite aiguë : très souvent accompagnée d'une hypoacousie ;
  - zona : une éruption vésiculeuse de la conque, associée à une surdité brutale, signe le zona otitique, d'autant plus qu'apparaissent une paralysie faciale périphérique et des vertiges ;
  - méningite : la survenue d'une surdité doit faire craindre une atteinte labyrinthique qui peut être bilatérale et parfois retardée.

Mais les surdités surviennent souvent sans contexte apparent.

Les surdités brutales sont considérées comme idiopathiques jusqu'à preuve du contraire. **C'est la principale cause de consultation pour surdité brutale.** Les hypothèses pathogéniques sont nombreuses : virales, vasculaires, ruptures membranaires intralabyrinthiques, inflammatoires, hyperpression des liquides labyrinthiques ou du liquide céphalorachidien (LCR), fistules périlymphatiques… Elles posent un double problème : celui d'une étiologie éventuelle, qu'il faut chercher de principe, et celui de leur traitement.

SIGNES DE GRAVITÉ

Les vertiges sont parfois associés et représentent un élément de mauvais pronostic.
De même, si la surdité est associée à des **troubles de la conscience.**

LA CONDUITE À TENIR

Les surdités brutales nécessitent une prise en charge thérapeutique en urgence ; elles ne régressent spontanément que très rarement.
Ne pas administrer de gouttes auriculaires, car, chez des sujets présentant une perforation tympanique, cela peut également être responsable d'une surdité définitive.

LES PIÈGES

Ne pas retarder l'examen par un médecin ORL en essayant de dissoudre un hypothétique bouchon de cérumen.

POUR EN SAVOIR PLUS

Bonfils P., Avan P. « Techniques d'exploration du système auditif », *in Oto-rhino-laryngologie, Encyclopédie médico-chirurgicale.* Paris : Éditions techniques, 1990, 20175 A 10.
Lienhart H., Gouteyron J.-F., Faugere J.-M.. « Surdités brusques et fluctuantes ». *in Oto-rhino-laryngologie, Encyclopédie médico-chirurgicale.* Paris : Éditions techniques, 1991, 20183 A 10.

Syndrome de manque en opiacés

LA DEMANDE

Le patient habitué à la prise régulière d'opiacés souffre d'un arrêt brutal de sa consommation. Les causes en sont variées : arrêt d'approvisionnement, essais de sevrage…
Cet état est intense dès la 36ᵉ heure de sevrage, maximal à la 72ᵉ heure et diminue jusqu'à être minime au 5ᵉ jour.

LES SIGNES

Les signes suivants sont observés le plus souvent :
- hypervigilance, insomnie, risque d'agitation psychomotrice, angoisse ;
- larmoiements, rhinorrhée (hypersécrétions) ;
- douleurs profondes abdominales et des membres inférieurs, crampes musculaires (réactivation des récepteurs à l'endomorphine) ;
- sueurs, frissons, sensation de chaud et froid, horripilation cutanée associée à une hyperthermie (dysrégulation thermique) ;
- accélération du transit digestif, voire diarrhée ;
- accélération de la ventilation, tachycardie, poussée d'hypertension artérielle ;
- mydriase (dilatation importante des pupilles).

SIGNES DE GRAVITÉ

Le syndrome de manque est rarement fatal, sauf chez les patients préalablement atteints d'une cardiopathie.

LA CONDUITE À TENIR

Il faudra dédramatiser, autant que faire se peut, la situation en prenant acte de la souffrance du patient.

Le patient sera orienté vers une consultation médicale dans un centre de soins assurant la prise en charge de toxicomanes.
Le traitement sera alors basé sur la clonidine (Catapressan®), les morphiniques de substitution (buprénorphine ou méthadone) et les anxiolytiques.
En attendant la consultation, le patient pourra être soulagé partiellement par la prise d'antispasmodiques (phloroglucinol, Spasfon®) et d'antalgiques de type paracétamol codéiné.
Le recours à la codéine (Néo-codion®) doit rester la solution « de sortie » en cas d'agressivité du sujet mais doit toujours être exceptionnel ; en effet, il faut éviter d'être considéré comme un « fournisseur » par le toxicomane.

LES PIÈGES

Les signes peuvent être masqués et la plainte ne pas s'exprimer réellement en cas de polytoxicomanie ; en effet, un état de confusion peut apparaître avec prostration et manifestations hystériques.

POUR EN SAVOIR PLUS

Olievenstein C.S. *Écrits sur la toxicomanie.* Paris : Éditions universitaires, 1973.
Soins aux toxicomanes, coll. « Les thématiques de Prescrire ». Éditions Mieux Prescrire, 1996.
Cornier P. « Toxicomanies : état de manque et sevrage », *in* Carli P., Riou B. *Urgences médico-chirurgicales de l'adulte.* Paris : Arnette-Blackwell, 1992, 736-741.
Drogues Info Service : 0800 23 13 13.
Croix verte et ruban rouge : 03 44 22 59 22.
Site Internet de la Mission interministérielle de lutte contre la drogue et la toxicomanie : www.drogues.gouv.fr.

Tendinite

LA DEMANDE

La personne ressent une douleur musculaire lors d'un mouvement.

LES SIGNES

Il y a une inflammation du tendon (zone d'insertion du muscle sur l'os).
L'interrogatoire recherche :
- des microtraumatismes ;
- des rhumatismes.

La **douleur :**
- apparaît lors de mouvement ;
- diminue avec l'échauffement ;
- augmente avec les efforts importants.

LES SIGNES DE GRAVITÉ

- L'atteinte de la gaine du tendon : tenosynovite.
- La rupture complète du tendon.

CONDUITE À TENIR

Mise au repos du tendon blessé (parfois immobilisation par attelle ou orthèse).
Traitement :
- anti-inflammatoires locaux si forme superficielle ;   • antalgiques.

Sur avis médical :
- AINS per os ;   • plus ou moins infiltration (injection locale de corticoïdes).

LES PIÈGES

Un traitement local doit être appliqué plusieurs semaines.

POUR EN SAVOIR PLUS

Protocoles : urgences, plans et schémas thérapeutiques 99, Éditions scientifiques L & C.
Goulon M. *Les Urgences*. Paris : Maloine, 1985.

Tennis elbow (épicondylite)

LA DEMANDE

La personne ressent une douleur au niveau du coude.

LES SIGNES

C'est une inflammation du tendon (zone d'insertion du muscle sur l'os) qui provoque une contracture des muscles épicondyliens et épitrochléens.
L'interrogatoire recherche la notion d'un microtraumatisme chez un joueur de tennis :
- changement trop rapide de modèle de raquette ;
- raquette trop lourde, trop tendue (> 25 kg), tamis trop petit ;
- manche trop fin ;
- certains mouvements ;
- lift de revers ;
- arrêt trop brusque du geste lors de la frappe ;
- frappe de balle décentrée (trop en haut) ;
- balles trop dures.

La douleur :
- apparaît lors des mouvements ;
- diminue avec l'échauffement ;
- augmente avec les efforts importants.

LES SIGNES DE GRAVITÉ

Atteinte de la gaine du tendon : tenosynovite.
Rupture complète du tendon.

CONDUITE À TENIR

Mise au repos du tendon affecté (parfois immobilisation par attelle ou orthèse) coudière bracelet orthèse anti-épicondylite
Appliquer un traitement anti-inflammatoire local et donner des antalgiques en cas de forme superficielle.

Sur avis médical :
- AINS per os ;
- infiltration (injection locale de corticoïdes).

LES PIÈGES

Un traitement local doit être appliqué plusieurs semaines pour être efficace.

POUR EN SAVOIR PLUS

Goulon M. *Les Urgences.* Paris : Maloine, 1985.

Tétanos (Clostridium tetani)

LA DEMANDE

Il faut y penser devant toute effraction cutanée, plaie, hémorragie, brûlure, morsure, piqûre (rosiers).

LES SIGNES

La porte d'entrée :
- ouverture de l'épiderme récente ;
- plaie souillée de terre : l'agent du tétanos est un bacille anaérobie tellurique.

Après une incubation de 6 à 15 jours apparaissent :
- un trismus : contraction des muscles de la mâchoire ;
- une difficulté pour avaler ;
- une stase salivaire ;
- des contractures : faciales puis du cou, puis du tronc et enfin des membres.

SIGNES DE GRAVITÉ

Atteinte néonatale : décès dans 90 % des cas.
Ne pas y penser (100 cas par an en France dont 70 % chez les personnes âgées non vaccinées).
Plaie grave : étendue, pénétrante, souillée, délabrée, avortement ou accouchement septique, gangrène.

LA CONDUITE À TENIR

(Voir fiche « Plaies simples et plaies graves ».)

Recommandations du ministère de la Santé pour la prévention du tétanos

État de la vaccination	Plaie simple	Plaie grave
Vaccination certaine : • de moins de 5 ans • de 5 à 10 ans • de plus de 10 ans	• Rien • Rien • Vaccin (rappel)	• Rien • Vaccin (rappel) • Vaccin (rappel) et injection de sérum
Vaccination certaine mais incomplète (au moins une injection)	Vaccination complète	Vaccination complète et injection de sérum (250 UI)
Vaccination douteuse ou absente	Vaccination complète et injection de sérum	Vaccination complète et injection d'une double dose de sérum (500 UI)

Les Gammatétanos® sont des immunoglobulines humaines antitétaniques. Elles n'ont pas de contre-indications.

LES PIÈGES

Retard de diagnostic, mortalité de 25 % malgré l'hospitalisation en service de réanimation.

POUR EN SAVOIR PLUS

Pilly E. *Maladies infectieuses,* Éditions C & R, 188-194.
Dictionnaire Vidal, Éditions du Vidal, 1999.

Tiroir d'urgence à l'officine

PRINCIPE

Les premiers secours ne peuvent être effectués de manière efficace que dans la mesure où les membres de l'équipe officinale n'ont pas à se préoccuper de l'aspect matériel. L'espace premiers secours de la pharmacie doit être suffisamment bien organisé et correctement équipé pour ne pas constituer un souci supplémentaire et permettre ainsi de se consacrer entièrement à la victime.
La présence d'un « tiroir d'urgence » à l'officine est donc indispensable pour intervenir efficacement, son agencement doit être simple et connu de tous.

CONTENU

■ Matériel de premiers secours

Produit	Quantité	Utilisation
Bande de gaze type Nylex® format 4 m x 5 cm	1	Maintien de pansements et de compresses
Bande de gaze type Nylex® format 4 m x 7 cm	1	Maintien de pansements et de compresses
Bandes de crêpe format 4 m x 10 cm	2	Maintien de pansements et de compresses
Bandes de crêpe format 4 m x 15 cm	2	Maintien de pansements et de compresses
Ciseaux à bouts ronds (paire)	1	Découpe du matériel de soins
Ciseaux type Jesco® (paire)	1	Découpe de vêtements, ceinture de sécurité...
Compresses stériles non adhérentes 10 cm x 10 cm	10	Protection d'une plaie ou brûlure simple
Compresses stériles format 7,5 cm x 7,5 cm (30 cm x 30 cm)	50	Nettoyage et protection de la peau lésée

Produit	Quantité	Utilisation
Couverture isotherme	1	Couvrir la victime
Dosettes de sérum physiologique	10	Lavage oculaire ou cutané
Écharpe triangulaire	2	Immobilisation du membre supérieur
Embout sous-labial ou masque jetable	1	Bouche à bouche pour bouche à bouche
Épingles de sûreté	2	Fixation d'une écharpe
Filet tubulaire pour doigt (boîte)	1	Maintient d'une compresse ou d'un pansement
Gants de soins en latex pour grandes mains (boîte)	1	Protection contre les infections
Gants de soins en latex pour mains moyennes (boîte)	1	Protection contre les infections
Gants de soins en latex pour petites mains (boîte)	1	Protection contre les infections
Morceaux de sucre sous emballage individuel	5	« Resucrage » d'une personne en hypoglycémie
Lien large non élastique	1	Pose d'un garrot
Pansements adhésifs prêts à l'emploi (boîte 4 formats)	1	Protection d'une plaie simple
Pansements américains stériles 10 cm x 20 cm	2	Protection d'une plaie grave
Pansements américains stériles 15 cm x 20 cm	2	Protection d'une plaie grave
Pince à échardes	1	Retrait d'une écharde
Sacs plastiques type congélation	2	Récupération des membres sectionnés
Sparadrap microporeux hypoallergénique	1 rouleau	Maintien de compresses sur une plaie simple
Tensiomètre électronique	1	Prise de la pression artérielle

■ Médicaments

Classe	Produits[1]
Anti-H1/Antiprurigineux locaux	Apaisyl® Butix® Calmaderm® Eurax® Parfénac® Quotane®
Antiseptique cutané : • peu ou non coloré ; • à large spectre ; • sans alcool ; • sous forme de spray ou de flacons unidoses	• Adultes : Bétadine®, Biseptine®, Chlorhexidine aqueuse Gilbert®, Dakin Cooper®, Merfène® • Enfants (solvant aqueux) : Chlorhexidine aqueuse Gilbert®
Cryothérapie[2]	• Poches et compresses accumulatrices de froid : Coldypack®, Physiopack®. • Sprays réfrigérants : Dynacold®, Elastocold®, Urgofroid®.
Protecteur cutané : traitement des brûlures simples.	Tulle gras® Biafine®
Topiques en traumatologie bénigne (ecchymoses, contusions...)	Arnican®. Hémoclar®.

1. Liste non exhaustive.
2. Ces produits ne sont pas des médicaments.

■ Divers

Produit	Quantité
Crayon et bloc-notes	1
Cuvette en plastique	1
Cuvette en plastique	1
Essuie-tout	1 rouleau
Haricot	1
Lampe électrique	1
Savon liquide près du robinet d'eau (distributeur)	1
Thermomètre électronique	1

RECOMMANDATIONS ET PIÈGES

Voir fiche « Trousse d'urgence mobile de la pharmacie ».

Trousse d'urgence mobile de la pharmacie

PRINCIPE

Le « tiroir d'urgence » à l'officine est indispensable et sa présence semble évidente pour bon nombre de pharmaciens. Pourtant, la plupart ne disposent pas de trousse de secours d'intervention, alors qu'elle s'avère absolument nécessaire lorsque l'on est amené à prodiguer les premiers secours en dehors de l'officine.

CONTENU

À titre indicatif, voici une liste de produits susceptibles d'entrer dans la composition de la trousse de secours de la pharmacie. Il n'existe pas de trousse de secours type. Celle-ci doit être adaptée en fonction de la typologie de l'officine (rurale, urbaine…) et du profil des victimes prises en charge.

Produit	Quantité	Utilisation
Antiseptique (flacons unidoses)	5	Antisepsie d'une peau lésée
Bande de crêpe 4 m x 10 cm	2	Maintien de pansements et de compresses
Carnet et crayon	1	Prise de notes
Ciseaux de sécurité (type JESCO®)	1	Découpe de vêtements, ceinture de sécurité…
Compresses à base de gel d'eau (type BRULSTOP®) 10 cm x 10 cm	1	Refroidissement précoce des brûlures thermiques
Compresses stériles 7,5 cm x 7,5 cm (30 cm x 30 cm)	10	Nettoyage et protection de la peau lésée
Compresses stériles non adhésives 10 cm x 10 cm	2	Protection d'une plaie ou brûlure simple
Couverture isotherme	1	Couvrir la victime

Produit	Quantité	Utilisation
Écharpe triangulaire jetable	2	Immobilisation du membre supérieur
Embout sous-labial ou masque jetable	1	Bouche à bouche
Gants en latex jetables	4 paires	Protection contre les infections
Lampe de poche	1	Éclairage
Lien large non élastique	1	Pose d'un garrot pour arrêt d'hémorragie
Morceaux de sucre (sous emballage individuel)	4	« Resucrage » d'une personne en hypoglycémie
Pansements américains stériles 10 cm x 20 cm	1	Protection d'une plaie grave
Sac plastique type congélation	2	Récupération des membres sectionnés
Sparadrap microporeux hypoallergénique	1 rouleau	Maintien de compresses sur une plaie simple
Tampon compressif (type CHUT ou autre)	1	Pansement compressif pour arrêt d'hémorragie

RECOMMANDATIONS

La trousse doit être située dans un endroit frais, sec et à l'abri de la lumière.
Regrouper les produits par catégories pour faire rapidement face à une urgence, en constituant des lots d'intervention (lot hémorragies, lot petits soins, lot brûlures...).
Surveiller régulièrement son contenu (à l'aide d'une fiche d'inventaire) afin de remplacer les produits périmés ou utilisés.
Il est préférable de conserver chaque produit dans son emballage d'origine, afin d'être en mesure de vérifier à tout moment sa date de péremption.
Les médicaments doivent être rangés par ordre alphabétique
Les paires de ciseaux : le choix se fait selon 3 critères :
- la qualité de la coupe sur le pansement ;
- la facilité d'utilisation ;
- l'innocuité (bouts ronds).

Les bandes : prévoir différents formats.
Les sparadraps : prévoir différents formats et les préférer hypoallergéniques et sécables sans ciseaux.

Les antiseptiques :
- préférer un modèle sous forme de spray ou de flacons unidoses contenant un antiseptique à large spectre, peu ou pas colorant, sans alcool ;
- proscrire ceux qui ne sont pas adaptés à l'antisepsie d'une plaie ou d'une brûlure :
    - alcool à 70° : utilisé uniquement pour l'antisepsie de la peau saine avant injection (SC, IM, IV) ou ponction ;
    - alcool à 90° : utilisé uniquement comme désinfectant de matériel (ciseaux, thermomètre…) ;
    - dérivés organo-mercuriels : risque d'effets systémiques (syndrome acrodynique, néphrotoxicité) et de réactions allergiques cutanées ;
    - eau oxygénée : exerce par l'effervescence une action mécanique de nettoyage et a un faible pouvoir antiseptique ;
    - éosine : colorant à visée asséchante, très faiblement antiseptique ;
    - éther : possède un pouvoir dégraissant et peut provoquer des accidents (explosion…).
- les compresses imprégnées d'antiseptique à usage unique sont à déconseiller car :
    - le plus souvent, l'antiseptique est non adapté au soin d'une peau lésée (alcool à 70° ou 90°) ;
    - elles sont souvent trop petites pour pouvoir être saisies correctement.

Le coton hydrophile est à éliminer des trousses de secours car il laisse des fibres dans les plaies et risque d'augmenter le risque d'infection.

Les compresses :
- éviter les compresses en vrac car non stériles ;
- prévoir différents formats ;
- la date de péremption doit figurer sur l'emballage individuel de la compresse ou, à défaut, sur l'emballage de la boîte.

Les pansements : prévoir différents formats et les préférer prédécoupés et imperméables à l'eau.

Les sutures adhésives cutanées : la pose de sutures adhésives sur une plaie à l'officine ne doit pas être réalisée sans **avis médical.**

Toux grasse

LA DEMANDE

Le sujet tousse, ce qui le fatigue ; il crache.

LES SIGNES

Il faut avant tout apprécier le **terrain :**
- l'âge du patient ;
- ses antécédents respiratoires : insuffisant respiratoire, asthme, bronchite chronique ;
- tabac : nombre de cigarettes par jour et depuis combien de temps ;
- terrain immunodéprimé : personne âgée, diabète, greffé, chimiothérapie aplasiante, alcoolisme chronique, infection par le VIH.

Déterminer les caractéristiques des **crachats :**
- couleur (incolore ou purulent) ;
- consistance (liquide ou épais).

Rechercher la présence ou non de **fièvre.**

Se renseigner sur les **horaires** de la toux :
- le matin chez le fumeur ;
- la nuit en cas d'irritation bronchique : reflux gastro-œsophagien ;
- à l'effort : asthme.

Poser des questions :
- depuis combien de temps dure la toux ?
- la personne prend-elle un traitement pour cette toux ?

SIGNES DE GRAVITÉ

Ce sont :
- fièvre ;
- hémoptysie ;
- crise d'asthme associée ;
- oxygène à domicile ;
- essoufflement, gêne respiratoire ;
- sueurs, cyanose.

LA CONDUITE À TENIR

S'il n'y a pas de signes de gravité, la toux doit être respectée dans la plupart des cas (phénomène de défense) :
- les antitussifs sont contre-indiqués en cas de toux productive ;
- il est préférable d'utiliser un expectorant (fluidifiant) : mucorégulateurs et mucolytiques ;
- surveiller la température ;
- consultation auprès du médecin traitant ;
- en cas d'utilisation de forme sirop : penser au diabète (sans sucre).

S'il y a des signes de gravité :
- placer la personne en position demi-assise ou **assise ;**
- **alerter** le SAMU, centre 15 ;
- **administrer de l'oxygène** à haut débit en attendant les secours : 15 litres/min (sur prescription téléphonique par le médecin du SAMU, centre 15) ;
- **rassurer ;**
- **surveiller** la conscience et la ventilation.

LES PIÈGES

Chez la personne âgée, il faut penser à une poussée d'insuffisance cardiaque avec œdème aigu du poumon.

Toux sèche

LA DEMANDE

La personne tousse, elle ne crache pas, la toux est irritante.

LES SIGNES

D'abord, apprécier le **terrain** :
- l'âge du patient ;
- ses antécédents respiratoires : insuffisant respiratoire, asthme, bronchite chronique ;
- tabac : nombre de cigarettes par jour et depuis combien de temps ;
- antécédents allergiques.

Se renseigner sur :
- les **horaires** de la toux :
    - le matin chez le fumeur ;
    - la nuit en cas d'irritation bronchique : reflux gastro-œsophagien (voir fiche « Douleur épigastrique ») ;
    - à l'effort : asthme.
- les autres caractéristiques :
    - la toux est-elle sèche et irritante ?
    - depuis combien de temps dure-t-elle ?
    - la personne prend-elle un traitement pour cette toux ?
    - quel est le **traitement habituel** de la personne ?

SIGNES DE GRAVITÉ

Ce sont :
- fièvre ;
- hémoptysie ;
- crise d'asthme associée ;
- oxygène à domicile ;
- essoufflement, gêne respiratoire ;
- sueurs, cyanose.

LA CONDUITE À TENIR

Si c'est une **toux saisonnière :**
- rechercher une allergie (poussière, acariens, pollens) ;
- conseiller un antihistaminique.

Si **la personne fume :**
- penser à la toux du tabagique, du bronchitique chronique ;
- conseiller un expectorant, un antitussif (sous forme sirop, penser au diabète).

Si la personne prend un **traitement :** penser à la toux des inhibiteurs de l'enzyme de conversion

Si la toux est **nocturne :** penser au reflux gastro-œsophagien (voir fiche « Douleur épigastrique »).

Surveiller la **température.**

En cas de persistance de la toux, orienter la personne vers son médecin traitant.

S'il y a **des signes de gravité :**
- placer la personne en position demi-assise ou **assise ;**
- **alerter** le SAMU, centre 15 ;
- **administrer de l'oxygène** à haut débit en attendant les secours : 15 litres/min (sur prescription téléphonique par le médecin du SAMU, centre 15) ;
- **rassurer ;**
- **surveiller** la conscience et la ventilation.

LES PIÈGES

Éliminer une crise d'asthme, un corps étranger intra-bronchique, un pneumothorax.
Une compression externe de la trachée peut entraîner une toux chronique : une grosse thyroïde (goitre), des ganglions, une tumeur du médiastin.

POUR EN SAVOIR PLUS

Perlemuter L., Perlemuter G. *Guide de thérapeutique.* Paris : Masson, 2000.

Traumatisme crânien

LA DEMANDE

Une personne a reçu un choc à la tête.

LES SIGNES

Ce sont les suivants :
- la douleur : au point d'impact ou diffuse ;
- le point d'impact : plaie ou hématome ;
- une hémorragie extériorisée : otorragie (par une oreille), épistaxis (par le nez) ;
- troubles de la conscience : (une perte de connaissance ou une amnésie de l'événement est un signe de gravité), on appréciera trois réponses :

Ouverture des yeux	Réponse verbale	Réponse motrice
Spontanée	Compréhensible	Bouge à la commande verbale
À la douleur	Incompréhensible	Bouge à la douleur
Pas d'ouverture	Pas de réponse	Pas de mouvement

- convulsions ;
- vomissements ;
- photophobie ;
- paralysie, déformation de la bouche (paralysie faciale), difficulté à parler, diminution de la mobilité d'un membre ;
- céphalée intense ;
- somnolence avec difficulté au réveil.

SIGNES DE GRAVITÉ

Tout **signe d'atteinte du cerveau** ou de la moelle cervicale implique un avis médical.
La **fracture** du crâne est le reflet d'un choc violent.
Une **perte de connaissance** initiale ou secondaire (pouvant être le signe d'une hémorragie méningée ou intracérébrale).
L'**otorragie :** signe d'une fracture du crâne (rocher).

LA CONDUITE À TENIR

Tout traumatisme crânien même paraissant bénin doit être examiné par un médecin.

Il faut surveiller l'apparition de signes d'atteinte cérébrale. Empêcher la personne de s'endormir pour surveiller l'état de conscience.

Si la personne est encore au sol, chute récente, protéger l'axe tête-cou-tronc en bloquant la tête dans la position où elle se trouve.

En cas de **trouble de la conscience :**
- libérer les voies aériennes en basculant prudemment la tête en arrière une main au menton, l'autre sur le front ; cela facilite le passage de l'air vers la trachée ;
- placer la personne sur le côté (position latérale de sécurité), bouche ouverte vers le sol pour faciliter l'écoulement de la salive ou d'éventuelles remontées venant de l'estomac (régurgitations et vomissements).

Mettre un pansement compressif sur une plaie du cuir chevelu qui saigne abondamment (compresses et bandage serré).

Appliquer du froid sur un hématome récent (voir fiche « Contusions fermée et ecchymose »).

Surveiller la conscience, chiffrer la ventilation et les pulsations cardiaques.

Couvrir.

Alerter les secours médicaux (SAMU, centre 15), le médecin traitant.

LES PIÈGES

Un traumatisme crânien peut être associé à un traumatisme cervical (risque de tétraplégie)
Un patient bien conscient peut modifier son état et perdre conscience secondairement.

POUR EN SAVOIR PLUS

Orliaguet G. *Protocoles : urgences plans et schémas thérapeutiques 99*. Éditions scientifiques L & C, 429-431.

Agence nationale d'accréditation et d'évaluation en santé (ANAES). « Prise en charge des traumatisés crâniens graves à la phase précoce », *Le Concours médical,* 15 mai 1999, 1444-1450, 121-19.

Ulcère gastro-duodénal

LA DEMANDE
Le patient se présente avec une douleur de siège épigastrique typique.

LES SIGNES
Douleur ulcéreuse typique
Elle n'est actuellement le signe révélateur que dans environ un tiers des cas :
- il s'agit d'une douleur à type de crampe, rythmée par les repas, sans irradiation (survenant 1 heure et demie à 3 heures après les repas) ;
- la douleur est calmée par les aliments et les antiacides ;
- elle peut réveiller le patient la nuit ;
- si on laisse évoluer la symptomatologie, cette douleur durera 2 à 4 semaines et disparaîtra spontanément ; la douleur est dite périodique car elle revient à intervalles variables, généralement de 6 mois à 1 an ;
- l'appétit est par ailleurs conservé et il n'y a pas d'amaigrissement.

SYMPTÔMES ATYPIQUES
La douleur peut être atypique par :
- ses caractéristiques (brûlure, sensation de mauvaise digestion) ;
- l'existence d'irradiations, notamment dorsales en cas d'ulcère duodénal ;
- l'association à des nausées ou des vomissements.

SIGNES DE GRAVITÉ
Révélation par une complication : l'ulcère peut se révéler par une hémorragie digestive ou par une perforation, sans douleur préalable (voir fiche « Hémorragie digestive »).
Une perforation d'ulcère se traduit par une douleur en coup de poignard rapidement suivie d'un malaise général et de vomissements.

LA CONDUITE À TENIR
Aucun régime n'est nécessaire. Le tabac doit être arrêté (bien qu'il n'empêche pas actuellement la cicatrisation, il est responsable de la surmortalité des ulcéreux par rapport

à la population générale). Les anti-inflammatoires doivent être arrêtés, sauf indication majeure (exceptionnelle).

Devant cette douleur typique, on conseillera au patient une consultation médicale en vue d'une fibroscopie. En attendant la consultation, et devant un ulcère peu symptomatique, on pourra conseiller au patient un pansement gastrique (phosphate ou hydroxyde d'aluminium : Maalox®, Phosphalugel®, Gélusil®) ou un antisécrétoire gastrique (cimétidine, ranitidine).

En cas de signe de gravité, le patient devra être pris en charge par une équipe médicale du SAMU.

Les **inhibiteurs de la pompe à protons** (IPP) sont actuellement le traitement le plus efficace de la poussée ulcéreuse, à la dose de 20 mg/j (oméprazole : Mopral®, Zoltum®), 30 mg/j (lansoprazole : Lanzor®) ou 40 mg/j (pantoprazole : Inipomp®), pendant 4 à 6 semaines. Ils doivent être associés au traitement conjoint de l'infection à **Helicobacter pylori.**

LES PIÈGES

La prise d'anti-inflammatoires non-stéroidiens peut masquer les douleurs et être responsable d'un ulcère gastrique. Souvent, c'est un épisode d'hémorragie digestive qui révélera la pathologie ulcéreuse.

POUR EN SAVOIR PLUS

Conférence de consensus. Maladie ulcéreuse et gastrites à l'heure d'Helicobacter pylori (texte intégral). Gastroenterol Clin Biol 1996 ; 20 : S1-S163.

Delchier J.-C. « Quand et comment faut-il traiter l'infection à Helicobacter pylori ? », *Concours médical,* 1996, 118 : 2463-2469.

Urticaire et œdème de Quincke

LA DEMANDE

Dans un contexte évocateur — piqûre de guêpe, administration d'un médicament, d'un produit de contraste (iode) — le patient présente des plaques sur le corps et le visage qui gonfle.

LES SIGNES

Ce sont ceux d'une allergie de type I :
- **l'histoire** retrouve :
    - le produit qui déclenche l'allergie : l'interrogatoire est capital ;
    - des antécédents allergiques identiques ;
    - une hospitalisation pour des circonstances identiques ;
- **l'éruption** :
    - présence de papules ou plaques érythémateuses, avec un aspect de carte géographique ;
    - prurit important ;
    - les plaques se déplacent rapidement ;
- **l'œdème** se situe dans la partie haute du corps (œdème de Quincke), au niveau :
    - des paupières ;
    - du visage, du cou, descendant sur les épaule en capeline ;
    - **laryngé,** avec une gêne ventilatoire qui est l'urgence à traiter.

SIGNES DE GRAVITÉ

Ce sont :
- la détresse ventilatoire par œdème laryngé ;
- le collapsus : voir fiche « Choc anaphylactique » ;
- une pression artérielle effondrée, une tachycardie, des extrémités chaudes ;
- une polypnée : fréquence ventilatoire supérieure à 20 par minute ;
- une perte de connaissance ;
- un arrêt cardio-ventilatoire.

LA CONDUITE À TENIR

En cas d'urticaire simple (érythème diffus), orienter vers :
• antihistaminique : Polaramine® ;
• inhibiteur de la synthèse d'histamine : Hypostamine® ;
• régime alimentaire pauvre en histamine ;
• éliminer le contact avec l'allergène quand il est retrouvé (médicaments, aliments, etc.).

En présence d'un œdème de Quincke :
• mettre la personne au repos en position assise ou demi-assise ;
• **alerter** le SAMU, centre 15 ;
• **couvrir ;**
• **surveiller ;**
• **il n'y a pas d'alternative à l'adrénaline** (éphédrine) : voir fiche « Choc anaphylactique ».

LES PIÈGES

Un traitement par bêtabloquants bloque l'effet de l'adrénaline, il faut augmenter les doses.
Parmi les autres causes du prurit, penser à la gale.

POUR EN SAVOIR PLUS

Recommandations de la Société francophone des urgences médicales (SFUM) - ouvrage 99 - 1999.
Dockx P., Lateur N., Meinardi M., *Dermatologie générale,* CD-Rom, coll. « Médi-Média », Le Généraliste éditions, 1995-1996.
Site Internet: http://www.dermaweb.com/

Utilisation d'antidotes et traitements des intoxications

DÉFINITION D'UN « ANTIDOTE »

On parlera ici d'antidotes pour des traitements spécifiques capables d'améliorer, à eux-seuls, le pronostic d'une intoxication.
Ce sont en fait des chélateurs, des antagonistes ou des anticorps spécifiques du toxique.

LES ANTIDOTES DISPONIBLES ET LEUR INDICATION

N-Acétylcystéine : elle est administrée par voie veineuse (Mucomyst®) ou par voie orale dans les 10 premières heures des intoxications au paracétamol.

Atropine : elle est utilisée par voie veineuse ou intramusculaire dans le traitement de nombreuses intoxications et notamment lors d'intoxications par les **anti-cholinergiques** comme les **insecticides.**

BAL (british anti-lewisite) : ce chélateur augmente l'élimination rénale de nombreux **métaux** (arsenic, mercure, plomb, cuivre, antimoine).

Calcium : les sels de calcium sont administrés par voie orale lors des intoxications à la **Rubigine®** et par voie parentérale pour les intoxications par les **oxalates** et les **fluorures.**

Dantrolène (Dantrium®) : est utilisé pour limiter les effets de l'hyperthermie maligne lors d'une intoxication par les **neuroleptiques.**

Deferoxamine (Desféral®) : c'est le chélateur du **fer** et de l'**aluminium.**

Diazépam (Valium®) : il est utilisé associé par voie intraveineuse à l'adrénaline dans le cadre des intoxications par **antipaludéens de synthèse (chloroquine) ;** mais aussi dans le traitement symptomatique des intoxications entraînant des convulsions.

Éthanol : il est injecté à la phase précoce de l'intoxication par **éthylène glycol** ou **méthanol** pour bloquer leur métabolisme. Une action semblable est assurée par l'utilisation du **4-méthylpyrazole.**

Flumazénil (Anexate®) : c'est un antagoniste compétitif des **benzodiazépines.**

Glucagon : il est utilisé dans l'intoxication par les **béta-bloquants,** en raison de ses propriétés inotropes positives. Le glucagon active une adénylate cyclase membranaire différente de celle bloquée par le toxique.

Hydroxocobalamine : cet antidote des **cyanures** est administré lors d'exposition aux **fumées d'incendie.**

Hyposulfite de sodium : son indication essentielle est la neutralisation des **comprimés de permanganate de sodium.** Cet antidote est utilisé par voie orale ou lors d'une fibroscopie avant perforation du tube digestif.

Naloxone (Narcan®) : c'est un antagoniste des **opiacés (morphiniques ou morphinomimétiques) ;** son effet est rapide mais de courte durée, il doit donc être injecté en perfusion continue.

Pralidoxine (Contrathion®) : cette oxime aide à la régénération des cholinestérases bloquées par les **organophosphorés (insecticides, désherbants…).**

Vitamine C : elle est proposée en association avec le **bleu de méthylène** dans les intoxications avec méthémoglobinémie.

Vitamine K1 : elle est administrée devant la baisse du taux de prothrombine lors d'**ingestion de raticides** ou en cas de **surdosage en anti-vitamine K.**

Anticorps antidigitalique (Fragments Fab, Digidot®) : ce traitement spécifique des intoxications par les **digitaliques** diminue fortement leur mortalité.

LEURS CONDITIONS D'UTILISATION

Ils ne sont à utiliser que sous surveillance médicale. Exceptionnellement, ils pourront être administrés en l'attente d'une équipe médicale sur prescription du médecin régulateur du SAMU.

LA CONDUITE À TENIR

Voir « Arbre décisionnel face à une intoxication ».

CE QU'IL NE FAUT PAS FAIRE EN OFFICINE

Il ne faut jamais :
• provoquer le vomissement chez un patient dont l'état de conscience est altéré ou en présence d'une intoxication par produits ménagers ou industriels (toujours potentiellement dangereux au deuxième passage) ;
• administrer du sirop d'ipécahuana (sirop d'Ipéca®) : il fausse les signes d'intoxication et est souvent peu efficace sur l'intoxication ;

• essayer un lavage gastrique évacuateur en dehors d'un milieu hospitalier (aujourd'hui ses indications sont de plus en plus limitées en faveur de l'utilisation de charbon activé) ;
• donner du lait au patient : il aggrave les intoxications par produits liposolubles en favorisant leur absorption digestive.

POUR EN SAVOIR PLUS

Bismuth C., Baud F. *et all. Toxicologie clinique.* Paris : Médecine-Sciences Flammarion, 2000.

Vertiges

LA DEMANDE

Le vertige est un symptôme qui naît d'un conflit d'informations entre les systèmes vestibulaire, visuel et proprioceptif (sensations de position).
Il se définit par une illusion de mouvement. Son origine est le plus souvent une atteinte ou un dysfonctionnement du système vestibulaire périphérique.

LES SIGNES

Le vertige est une illusion de rotation de soi par rapport à l'environnement ou l'inverse. Le sujet voit « la pièce qui tourne ». Parfois, il décrit un déséquilibre avec la sensation d'être « attiré » d'un côté.
Il existe souvent des signes associés : dysarthrie, diplopie, vision brouillée (surtout dans le cas de migraine) et aussi des signes végétatifs : sueurs, nausées, vomissements, palpitations.
L'interrogatoire doit faire préciser les signes de bon pronostic :
- **la survenue antérieure de crises vertigineuses :** dans ce cas, on peut dès l'interrogatoire identifier trois grands groupes : le vertige bénin paroxystique de position (VBPP), la maladie de Ménière et les vertiges récurrents ;
- **le déclenchement par les changements de position, l'effort :** un vertige rotatoire intense qui dure quelques secondes et qui survient exclusivement aux changements de position est très évocateur du VBPP.

SIGNES DE GRAVITÉ

Le **vertige au mouchage** et à l'éternuement, dans un contexte post-traumatique ou après chirurgie de l'étrier, évoque avant tout une fistule périlymphatique qui nécessite souvent un traitement chirurgical.
L'**otorrhée purulente** oriente vers une complication d'une otite chronique, et en particulier d'une otite cholestéatomateuse. Un syndrome vertigineux dans un tel contexte nécessite un avis spécialisé urgent.
Les **signes cochléaires** (surdité, sensation d'oreille bouchée ou de plénitude d'oreille, acouphènes) orientent vers une pathologie de l'oreille interne, et en particulier la maladie de Ménière.

L'interrogatoire doit faire préciser la survenue, même transitoire, de **signes neurologiques** (déficit moteur, aphasie, paresthésie, crise convulsive...) qui oriente vers un accident vasculaire cérébral.

LA CONDUITE À TENIR

Des mesures simples peuvent améliorer le confort du patient en attendant le médecin :
- le repos dans l'obscurité ;
- la suppression des excitants : thé, alcool, café, tabac.

Le rôle du médecin généraliste est capital dans la prise en charge du patient vertigineux.
Le traitement sera basé sur la prescription d'antivertigineux (acétyl-dl-leucine : Tanganyl®) et de neuroleptiques (métoclopramide : Primpéran®, ou chlorpromazine : Largactyl®) en urgence.
Il doit par ailleurs assurer le traitement symptomatique d'urgence pour soulager le patient, et l'orienter au mieux vers l'ORL et/ou le neurologue, en fonction du diagnostic posé ou en cas de signe de gravité.

LES PIÈGES

L'interrogatoire doit éliminer ce qui n'est pas un vertige :
- une syncope ou lipothymie, car le vertige ne s'accompagne ni de lipothymie, ni de perte de connaissance ;
- une hypoglycémie qui peut donner des sensations vertigineuses chez le diabétique mais pas de vertige rotatoire vrai ;
- un trouble de la marche sans sensation erronée de déplacement, tel qu'on peut l'observer lors d'une hémiplégie ;
- le mal des transports ou cinétose, car le déplacement n'est pas qu'une illusion.

POUR EN SAVOIR PLUS

Tran Ba Huy P., de Waele C. *Les vertiges et le praticien*. Paris : John Libbey Eurotext, 1996.

Vomissements

LA DEMANDE

Les vomissements sont une plainte fréquente, souvent exprimée par un tiers en l'absence du sujet.
Ce sont souvent les symptômes d'une affection bénigne, mais ils peuvent masquer une pathologie nécessitant des soins urgents et une prise en charge médicale (liste non exhaustive ci-dessous).
Les **vomissements sanglants** sont abordés dans la fiche « Hémorragie digestive ».

LES SIGNES

L'intolérance alimentaire, gastro-entérite infectieuse, est l'une des causes les plus fréquentes. Elle est à évoquer dans un contexte collectif, en association avec une diarrhée. Si les vomissements existent depuis moins de 24 h, on pourra s'orienter vers un conseil associé (voir « Conduite à tenir »).

SIGNES DE GRAVITÉ

Les vomissements accompagnent tout **syndrome douloureux,** notamment :
- **infarctus du myocarde :** associé à une bradycardie ;
- **glaucome aigu ;**
- **colique néphrétique ;**
- **torsion du testicule.**

Mais aussi les **urgences** suivantes :
- **urgences neurologiques :**
    - méningite : (voir fiche « Méningite et syndrome méningé ») ;
    - hémorragie méningée ;
    - processus intracrânien : hématome, abcès, tumeurs intracrâniennes ;
    - migraine : il s'agit de la cause la plus fréquente ;
    - maladie de Ménière : les vomissements sont accompagnés de vertiges et parfois de troubles auditifs ;
- **urgences gynécologiques :**
    - grossesse : premier diagnostic à évoquer chez une femme jeune ;
    - salpingite aiguë ;
    - torsion de kyste de l'ovaire ;

- **urgences métaboliques :**
    - insuffisance surrénale aiguë : évoquée devant des antécédents de traitement par corticoïdes, de maladie d'Addison ;
    - insuffisance rénale aiguë ;
    - acidocétose diabétique du patient insulinodépendant ;
    - hypercalcémie ;
    - thyrotoxicose ;
- **urgences toxicologiques :**
    - surdosage médicamenteux : digitaliques, théophylline, neuroleptiques... ;
    - patient sous chimiothérapie antimitotique.
    - empoisonnement.
    - intoxication au monoxyde de carbone (CO) ;
    - alcoolisme, toxicomanie ;
- **urgences digestives et abdominales :** les causes digestives sont dominées par les obstacles, organiques ou fonctionnels, au transit intestinal :
    - gastroparésie (paralysie de l'estomac) : complique un diabète ;
    - sténose du pylore : vomissements quelques heures après le repas (tumeur, sténose post-ulcéreuse ou inflammatoire ou malformation chez le nouveau-né) ;
    - sténoses tumorales, inflammatoires ou par compression extrinsèque du tractus digestif ;
    - péritonite aiguë : douleur abdominale et fièvre avec abdomen tendu ; elle nécessite le transfert immédiat en service de chirurgie ;
    - occlusion intestinale : elle est évoquée devant un arrêt des matières et des gaz avec météorisme ; ces signes peuvent être absents ou discrets si l'obstacle est haut situé dans des formes d'occlusions où les vomissements sont précoces et parfois isolés ;
    - pancréatite aiguë : la douleur est parfois typique (épigastrique, à irradiation dorsale, calmée par la position en chien de fusil), parfois moins typique ; il existe, le plus souvent, un contexte alcoolique ou de pathologie biliaire ;
    - hépatite aiguë, colique hépatique : intérêt du bilan biologique ;
    - ulcère gastroduodénal aigu ;
- **urgences psychiatriques :** dépression, états névrotiques ou psychotiques, anorexie mentale. Il s'agit d'un diagnostic d'élimination.

LA CONDUITE À TENIR

Le traitement des vomissements ne doit pas durer plus de 48 heures.
Il sera basé sur des antiémétiques nécessitant une prescription médicale : dompéridone (Motilium®) ou métoclopramide (Primperan®) ou métopimazine (Vogalène®).
On pourra toujours en première intention utiliser des antihistaminiques H1 (dimenhydrinate : Dramamine® ; diphenhydramine : Nautamine®), mais leur efficacité reste limitée.

Les nausées du mal des transports pourront être prévenues par des anticholinergiques (scopolamine) ou des antihistaminiques H1.

En cas de troubles de la conscience ou de grande asthénie, on veillera à mettre le patient en position latérale de sécurité pour éviter la fausse route.

LES PIÈGES

Voir « Signes de gravité ».

POUR EN SAVOIR PLUS

Jian R., Modigliani R., Lémann M. *Hépatogastroentérologie.* Paris : Ellipse, 1995.
Portias S., Bouché O. « Nausées, vomissements ». *Impact Internat,* 1996 ; 6 : 51.

Vomissements de l'enfant

LA DEMANDE
Un conseil vous est demandé pour un enfant qui vomit.

LES SIGNES

L'histoire recherche :
- âge ;
- dernier poids connu ;
- nature du régime alimentaire ;
- mode de prise des biberons (soif, refus, vomissements).

Les vomissements sont-ils ? :
- des régurgitations simples ;
- aigus ou chroniques ;
- isolés ou associés à d'autre signes :
    - fièvre ;
    - diarrhée ;
    - soif vive ;
    - sécheresse des muqueuses (face inférieure de la langue) ;
    - persistance du pli cutané (face interne du bras).

SIGNES DE GRAVITÉ

Ce sont :
- nourrisson de moins de 3 mois ;
- perte de poids : ≥ 15 % ;
- trouble de conscience ;
- **collapsus :** tachycardie, extrémités froides ;
- dénutrition associée ;
- douleur abdominale.

LA CONDUITE À TENIR

Peser l'enfant pour apprécier la perte de poids :

- faible : < 5 % : réhydratation orale, si l'enfant garde ce qu'il boit ;
- modérée : 5 à 10 % : réhydratation orale et avis médical ;
- franche : > 10 % : hospitalisation obligatoire.

Faire boire : il faut tester la capacité de l'enfant à s'hydrater.

On peut utiliser des **solutés de réhydratation** type OMS (Adiaril®, Alhydrate®, GES® 45, Hydrigoz®, Lytren®) :

- 1 sachet pour 200 mL d'eau ;
- **15 mL/kg /h fractionné toutes les 15 minutes** pendant les 4 premières heures.

Si l'enfant s'arrête de boire prendre un avis **médical** immédiat.

En présence de **signes de gravité :** alerter le SAMU, centre 15.

Surveiller le poids toutes les 24 heures.

LES PIÈGES

Minimiser la sévérité des signes (difficulté d'apprécier le pli cutané chez un enfant pléthorique).

Se laisser influencer par les parents qui ne veulent pas d'hospitalisation (souvent 24 heures à l'hôpital suffisent).

Une **déshydratation** importante donne de la **fièvre.**

En cas de **douleur abdominale :** il faut éliminer une sténose du pylore et une invagination intestinale aiguë.

POUR EN SAVOIR PLUS

Les urgences pédiatriques, coll. « Les dossiers du praticien », n° 478, *Impact médecin hebdo.*

Recommandations de la Société francophone des urgences médicales (SFUM) - ouvrage 99 -

Troisième partie

Fiches techniques

1. Assurer la libération des voies aériennes et apprécier la fonction ventilatoire

1- Desserrez ou dégrafez ce qui risque de gêner la respiration.
2- Basculez prudemment la tête de la victime en arrière. Inclinez prudemment la tête en arrière, le menton vers le haut.
3- La tête maintenue en arrière, appréciez la ventilation pendant 10 secondes :
   • penchez-vous sur le sujet, l'oreille et la joue au-dessus de sa bouche et son nez ;
   • observez les mouvements de la poitrine et/ou du ventre ;
   • écoutez les bruits de la respiration ;
   • sentez sur votre joue le flux de l'air expiré par le nez et la bouche de la victime.

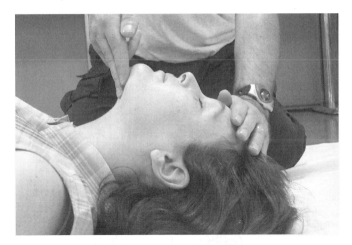

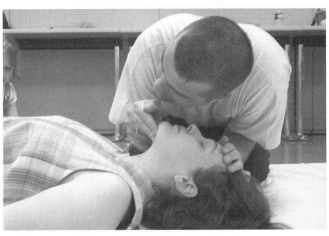

2. Prise du pouls

1- Placez délicatement l'extrémité de 3 doigts (index, majeur et annulaire) sur la ligne médiane du cou (pomme d'Adam).

2- Ramenez-les **vers vous lentement,** la pulpe des trois doigts restant en permanence au contact de la peau du cou.

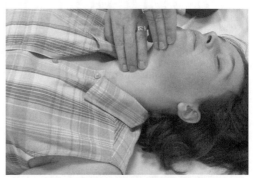

3- Appuyez doucement vers le bas entre la trachée et le muscle du cou (vers la profondeur) pour appuyer la carotide contre le plan profond osseux que constitue la colonne cervicale.

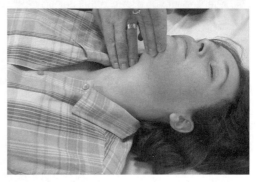

4- Recherchez les pulsations pendant au plus 10 secondes.

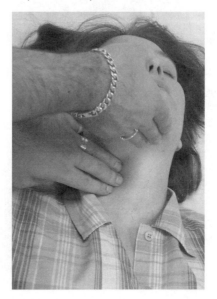

3. Compression locale manuelle et relais par un tampon compressif

1- Vérifiez qu'il n'existe pas de corps étranger ou de fracture évidente au niveau de la plaie.
2- Mettez des gants et appuyez fermement avec la main à l'endroit du saignement.

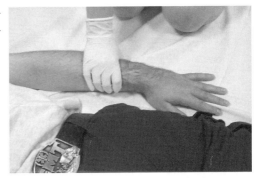

3- Allongez la victime sans relâcher la compression locale manuelle.
4- Dès que la compression locale manuelle stoppe l'hémorragie, les doigts ou la main qui appuient peuvent être remplacés par un tampon compressif.

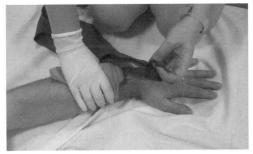

5- Posez un pansement absorbant type « américain » ou un linge propre (mouchoir...) que vous maintenez en place, sur la blessure, à l'aide d'une bande ou d'un lien large (foulard, écharpe, cravate...).
6- Maintenez l'ensemble suffisamment serré pour que l'hémorragie ne reprenne pas (sans réaliser d'effet garrot pour éviter un arrêt de la circulation en aval).

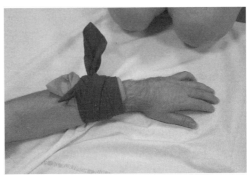

4. Les points de compression à distance

HÉMORRAGIE DU COU (SECTION DE LA CAROTIDE)

1- Placez-vous sur le côté de la victime, au niveau de sa tête.
2- Les doigts prennent appui derrière la nuque.
3- Le pouce appuie à la base du cou (en dessous de la plaie), sans écraser la trachée, là où se prend le pouls carotidien.

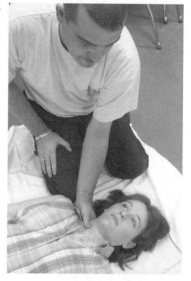

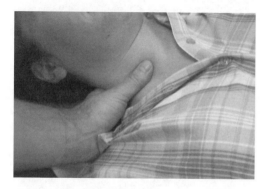

Cette technique ne doit jamais se pratiquer pour un saignement de la face ou du cuir chevelu.

HÉMORRAGIE DU MEMBRE SUPÉRIEUR

1- La victime est allongée sur le sol.
2- Placez-vous à la tête de la victime dans l'axe du corps.
3- Enfoncez le pouce dans le creux derrière la clavicule.
4- Placez les autres doigts derrière l'épaule.
5- Effectuez une poussée (avec le pouce) en direction des pieds de la victime. Pour une meilleure stabilité, vous pouvez appuyer votre coude sur votre cuisse.

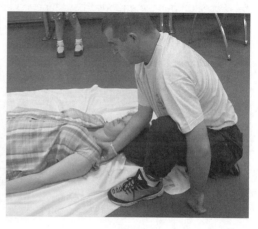

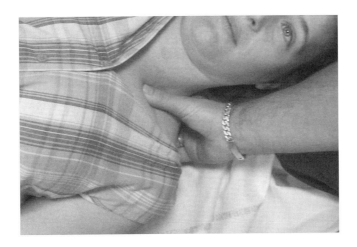

HÉMORRAGIE DU MEMBRE INFÉRIEUR

1- La victime est allongée sur le sol.
2- Placez-vous à genoux au niveau du bassin de la victime, du côté de la plaie.
3- Placez le poing fermé au milieu du pli de l'aine.
4- Appuyez avec le poing au milieu du pli de l'aine, bras bien tendu à la verticale, en direction du sol.

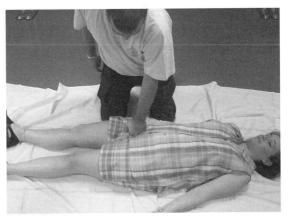

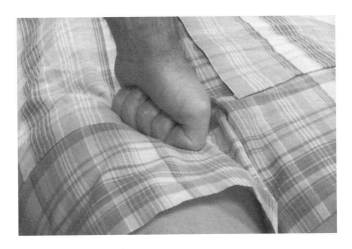

5. Pose du garrot

1- Ne pas relâcher la compression à distance.
2- Pliez le lien large en 2 afin de réaliser une boucle, l'une des extrémités étant plus longue que l'autre.
3- Passez le lien autour du membre (bras ou cuisse), avec la main libre.

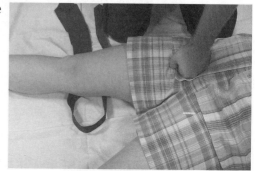

4- Glissez l'extrémité la plus longue du lien dans la boucle.

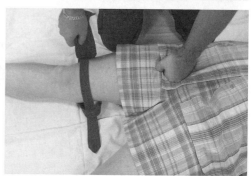

5- Tirez fortement pour serrer le garrot. Lorsque le lien est suffisamment serré, effectuez un nœud.

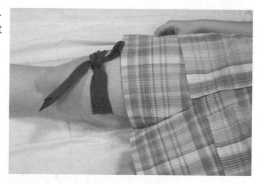

6- Resserrez le garrot si le saignement ne s'arrête pas.
7- Notez l'heure de la pose du garrot de façon visible (fiche accrochée à un vêtement de la victime…).
8- Ne recouvrez pas le garrot (vêtement, couverture…) : il doit toujours rester visible.
9- Ne desserrez jamais le garrot, il sera enlevé par l'équipe médicale.

6. Position latérale de sécurité (PLS)

1- Agenouillez-vous à côté de la victime.
2- Placez le bras à angle droit, le coude plié, la paume de la main vers le haut.

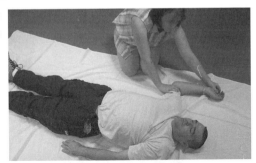

3- Saisissez le bras opposé de la victime, placez le dos de la main de la victime sur sa joue opposée.

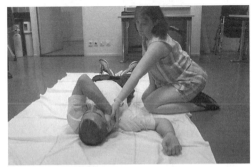

4- Avec l'autre main, attrapez la jambe opposée, pliez le genou en gardant le pied au sol.

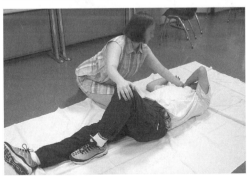

5- Retournez la victime en tirant la jambe et accompagnez le mouvement de la tête avec l'autre main.

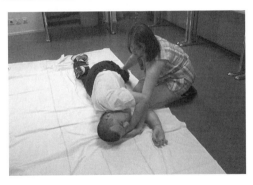

6- Stabilisez en mettant la hanche et le genou à angle droit.

7- Ajustez la main sous la joue afin de garder la tête basculée en arrière. Ouvrir la bouche de la victime.

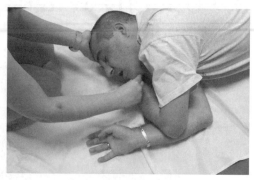

8- Position finale.

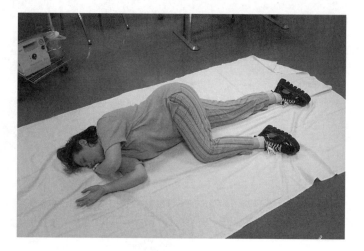

7. Bouche-à-bouche

1- Agenouillez-vous à côté de la victime, près de son visage.
2- **Gardez la tête de la victime bien basculée en arrière.**
3- **Pincez les narines de la victime** entre le pouce et l'index de la main placée sur le front.

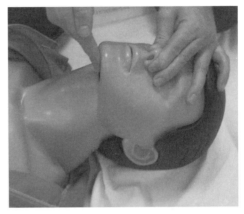

4- Après avoir inspiré sans excès, plaquez votre bouche **largement ouverte autour de la bouche de la victime** en appuyant fortement afin d'éviter toute fuite.

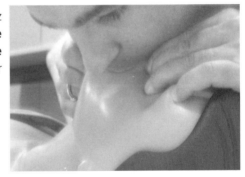

5- Soufflez **lentement** (1,5 à 2 secondes par insufflation) et **progressivement,** comme pour gonfler un ballon.
6- La poitrine de la victime doit se soulever.

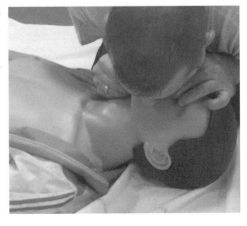

7- **Redressez-vous légèrement :**
- **regardez la poitrine de la victime s'affaisser ;**
- inspirez à nouveau sans excès.

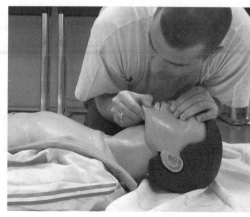

8- Recommencez une insufflation :
- le **volume** de chaque **insufflation** doit être compris, chez l'adulte, entre **0,4 et 0,6 litre ;**
- la fréquence des insufflations doit être de **12 à 15 par minute chez l'adulte.**

8. Désobstruction des voies aériennes

LA VICTIME EST CONSCIENTE ET DEBOUT

1- Faites pencher la victime en avant. Effectuez 5 tapes sèches entre les omoplates à l'aide de la main.

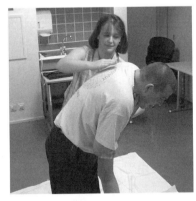

2- Si l'obstruction persiste, installez-vous derrière elle et passez vos bras sous ceux de la victime, afin de réaliser la manœuvre de Heimlich.

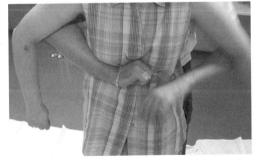

3- Placez un poing sur la partie supérieure de l'abdomen, au creux de l'estomac, en dessous du sternum :
- votre pouce est tourné vers vous ;
- **ce poing est horizontal ;**
- **le dos de la main est tourné vers le haut.**

4- Placez votre autre main sur la première.

5- Vos avant-bras ne doivent pas appuyer sur les côtes de la victime.

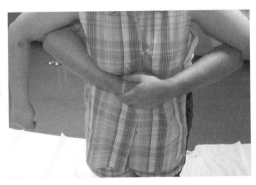

6- **Tirez brusquement en exerçant une pression vers vous et vers le haut** (mouvement en arc de cercle).

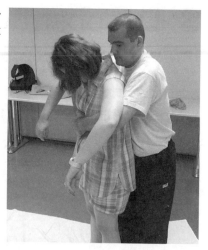

7- Le corps étranger est expulsé au fond de la bouche ; il faut donc l'extraire avec vos doigts.
8- En cas d'échec, répétez l'ensemble de la séquence.
9- En cas d'échec persistant, le recours à la ventilation artificielle doit être tenté (en dernier recours).

LA VICTIME EST INCONSCIENTE ET ALLONGÉE SUR LE DOS

1- La victime est en arrêt respiratoire :
   - la poitrine ne s'est pas soulevée lors des deux premières insufflations ;
   - ni après le nettoyage de la bouche.
2- Placez-vous à califourchon sur les cuisses de la victime.
3- Placez la paume d'une main juste au-dessus du nombril, puis l'autre main sur la première.
4- Appuyez brusquement en oblique vers le sol et en direction de la tête de la victime.

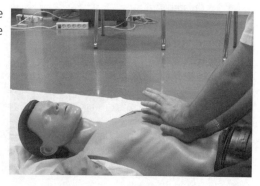

5- Le corps étranger est expulsé, mais il reste au fond de la bouche. Extrayez-le avec les doigts.

6- En cas d'échec, répétez la manœuvre 5 fois de suite et recommencez la séquence depuis le début.

DÉSOBSTRUCTION DES VOIES RESPIRATOIRES CHEZ LE NOURRISSON

1- Placez le nourrisson à califourchon sur votre avant-bras, le visage dirigé vers le bas, si possible au dessus d'un plan mou (lit, canapé...).

2- Effectuez 5 tapes avec la main entre les deux omoplates.

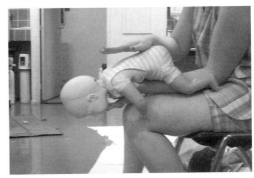

3- En cas d'échec :
- placez cette main sur le dos du nourrisson et retournez-le sur votre avant-bras, le visage dirigé vers le sol ;
- effectuez, avec 3 doigts, 5 poussées sur le devant du thorax, au milieu du sternum ;
- retirez le corps étranger du fond de la bouche, en prenant garde de ne pas l'enfoncer à nouveau.

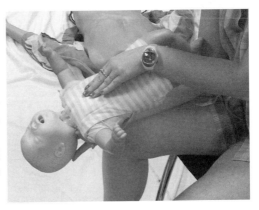

9. Massage cardiaque externe (MCE)

1- Placez la victime sur un plan dur, puis mettez son **thorax à nu.**
2- Le bras situé de votre côté est écarté du thorax, à angle droit. Agenouillez-vous à cheval sur ce bras, un genou contre l'aisselle de la victime.

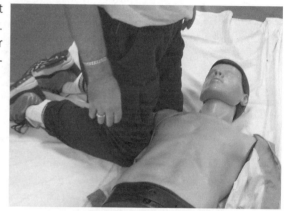

3- Repérez, avec vos majeurs, les 2 extrémités du sternum de la victime :
   - en haut du sternum : le creux situé à la base du cou ;
   - en bas du sternum : le creux où les côtes se rejoignent.

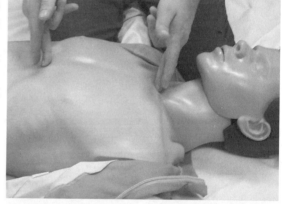

4- Avec vos pouces, **partagez le sternum en deux zones égales.**

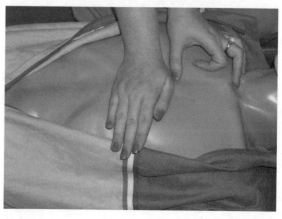

5- Déplacez le **talon de votre main,** située près de l'abdomen de la victime, contre le pouce de votre autre main.

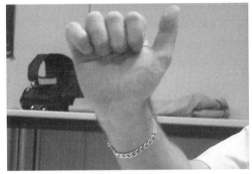

6- Placez la seconde main au-dessus de la première et **entrecroisez ou relevez les doigts** pour éviter d'appuyer sur les côtes.

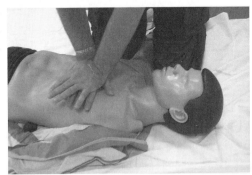

7- Vos **bras sont bien tendus** et vos **épaules doivent être à la verticale du sternum.**

8- **Appuyez verticalement** sur le sternum (strictement sur la ligne médiane, jamais sur les côtes). L'amplitude de la compression thoracique doit être de 3 à 5 centimètres chez l'adulte.

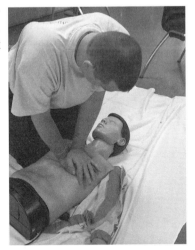

9- **Relâchez totalement la compression.** Vos mains restent en contact avec le thorax de la victime.

10- **La durée de compression doit être égale à la durée de relâchement de la pression.**

11- **Pratiquez 2 insufflations toutes les 15 compressions** (le passage des insufflations aux compressions et des compressions aux insufflations doit être exécuté aussi vite que possible).

12- **Sur une minute, il faut effectuer 4 cycles complets de 15 compressions et 2 insufflations.**

13- **Contrôler le pouls carotidien toutes les 2 minutes, pendant au plus 10 secondes :**
- s'il est absent, poursuivez le massage cardiaque externe et les insufflations ;
- s'il est perçu, poursuivez uniquement les insufflations.

Chez l'enfant : ne vous servez que d'**une seule main** et pratiquez 5 MCE pour 1 insufflation, 20 cycles par minute.

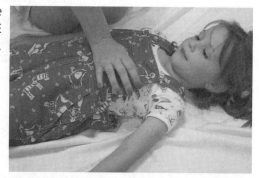

Chez le nourrisson : comprimez le milieu du sternum à l'aide de **trois doigts** et pratiquez 5 MCE pour 1 insufflation, environ 20 cycles par minute.

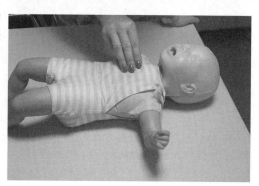

10. Les positions d'attente

DOULEUR ET TRAUMATISMES (PLAIE...) ABDOMINAUX

Placez la victime sur le dos, les cuisses fléchies, les jambes à l'horizontale.

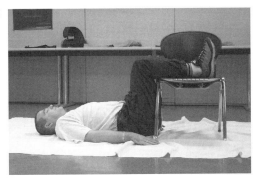

DÉTRESSE ET GÊNE RESPIRATOIRE : POSITION DEMI-ASSISE

1. Placez la victime en position demi-assise.
2. Desserrez les vêtements (col, cravate, ceinture).

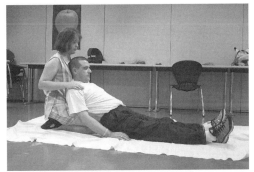

TRAUMATISME (PLAIE, BRÛLURE, COUP...) DE L'ŒIL

1. **Allongez la victime à plat dos, tête calée** (avec un tissu roulé de chaque côté de la tête, à l'aide de vos mains...).
2. **Demandez à la victime de garder l'œil sain ouvert** (diminution du stress) et de ne pas les bouger.
3. **Couvrez l'œil blessé,** ne le rincez pas, n'appliquez pas de collyre.

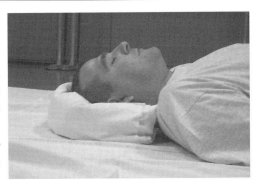

11. Immobilisation

IMMOBILISATION DU MEMBRE SUPÉRIEUR

1- Faites asseoir la victime.
2- Placez le sommet de l'écharpe (triangle de toile) au niveau du coude.
3- Glissez une pointe de l'écharpe entre l'avant-bras et le thorax de la victime et placez-la sur l'épaule du côté blessé.

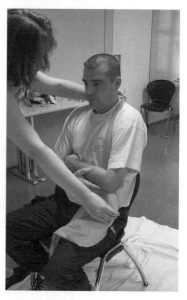

4- Faites avancer la base de l'écharpe jusqu'à la main de la victime.
5- Passez l'autre pointe en avant de l'avant-bras afin de la placer sur l'épaule opposée.

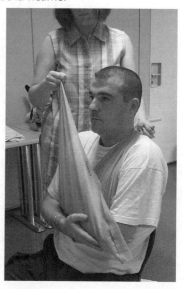

6- Nouez les 2 pointes autour du cou.
7- Vrillez le sommet de la toile sur lui-même, puis rentrez-le dans l'écharpe au niveau du coude.
8- Le coude et le poignet de la victime doivent être immobilisés. Seule l'extrémité des doigts reste visible.

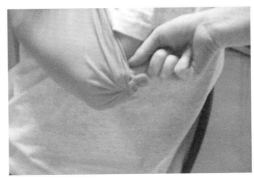

ATTEINTE TRAUMATIQUE DU DOS

1- **Ne mobilisez jamais la victime.**
2- **Interdisez fermement à la victime de bouger, en particulier la tête.**
3- **Maintenez sa tête dans la position trouvée (ne tentez jamais de la redresser).**
Placez-vous à genoux derrière le blessé et maintenez sa tête avec vos deux mains placées de chaque côté de celle-ci.
4- **Maintenez la tête jusqu'à l'arrivée des secours.**

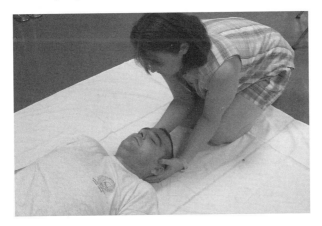

Index

A

Abcès de cornée 181
Abcès dentaire 15
Accident ischémique transitoire 17
Accident vasculaire 17
Accouchement prématuré 164
Acouphènes 32
Adrénaline 46
Agitation (crise d') 19
Algoménorrhée 80
Allergie 45, 247
Aménorrhée 164
Amphétamines 147
Ampoule 38
Angine de poitrine (angor) 21, 84
Antidépresseurs imipraminiques 137
Antidote 249
Antiémétiques 255
Antivitamines K 143
Aphasie 17
Appendicite (crise douloureuse d') 23
Araignée 210
Arrêt cardio-ventilatoire 25
Asphyxie, asthme 28
Aspirine 133
Aura 42

B

Baisse de l'acuité visuelle 30
Barbituriques 136
Benzodiazépines 136
Bêtabloquants 134
Bouche-à-bouche 27
Bradycardie (pouls lent) 32, 127
Bronchospasme 28

Brûlure 34, 35, 36, 70
Brûlure chimique 35
Brûlure électrique 35
Brûlure interne 35
Brûlure mictionnelle 70
Brûlures oculaires 36
Bulle 38

C

Calculs 48
Cannabis 146
Carbamates 137, 143
Caries 76
Cataracte 36
Caustiques (ingestion de) 40
Cellulite (infectieuse non nécrosante) .. 150
Centre anti-poison 41
Céphalées 42, 125
Champignons 131
Chloroquine 133
Choc anaphylactique 45
Cholestéatome 195
Clonies 60
Cocaïne 66, 146
Colique hépatique 47
Colique néphrétique 48
Coliques abdominales 47
Coma 18
Confusion 17
Conjonctivite 50, 184
Constipation 53, 54
Contraception d'urgence 56
Contusion 58
Convulsions de l'adulte 60
Convulsions du nourrisson
et de l'enfant 62

Coronaires 21
Corps étranger intracornéen 64
Corps étranger intraoculaire 64
Coup de chaleur 66
Coup de soleil 68
Crack 147
Crise convulsive 61, 62
Cystite 70

D

Démangeaisons 72
Dent 106
Déshydratation 74
Détresse circulatoire 35, 116
Diabète 163
Diabétique 162
Diarrhée 74
Digitaliques 134
Dissection aortique 84
Douleur de règles 80
Douleur dentaire 15, 76
Douleur dentaire du nourrisson 78
Douleur épigastrique 82
Douleur thoracique 21, 84, 127
Douleurs pelviennes 81
Douleurs péricardiques 84
Droits et devoirs 87
Dysménorrhée 80
Dysphagie 15, 98
Dysphonie 98

E

Ecchymose 58
Écharde 92
Écoulement d'oreille 195
Écrans scolaires 68
Ecstasy 66, 147
Ectropion 180

Eczéma 149
Embolie pulmonaire 84, 95
Entorses 96
Entropion 180
Épicondylite 229
Épiglottite de l'enfant 154
Épilepsie 60
Épistaxis 120
Érysipèle 149
État de choc 118
État de mal convulsif 62
Extinction de voix, laryngite de l'adulte..98

F

Fausse couche 100
Fécalome 53
Fièvre 102
Fissure anale 123
Flou visuel 30
Fracture 104, 106, 243
Fracture de crâne 243
Fracture de dent 106

G

Garrot 117
Gaz lacrymogène 152
Glaucome 52, 182
Grossesse extra-utérine 108

H

Hallucinations 19
Haschich 146
Heimlich 176
Hématémèse 118
Hématome 58, 110
Hématome sous-unguéal 110

Hématurie 48, 112
Hémiplégie 17
Hémoptysie 94, 114
Hémorragie 116, 117, 118, 120, 183
Hémorragie digestive 118
Hémorragie nasale 120
Hémorragie sous-conjonctivale 183
Hémorroïdes 122
Herbicides 143
Hernie hiatale 82
Herpès cornéen 180
Hypertension artérielle........................125
Hyperthermie 66
Hypoglycémie 162

I

Iléus paralytique 53
Iléus réflexe 23
Immobilisation d'un traumatisme........129
Infarctus du myocarde 21, 32, 84, 127
Infections urinaires 70
Insecte 212
Insecticides 142
Insuffisance ventriculaire gauche.........178
Insuline 134
Intoxication :
 - au monoxyde de carbone 140
 - médicamenteuses principales 133
 - médicamenteuse par psychotropes ..136
 - médicamenteuse
    sauf par psychotropes......................138
 - par champignons et végétaux 131
 - par produits domestiques
    et industriels...................................142
 - par toxiques illicites 146
Iridocyclite...52

J

Jambe rouge et douloureuse...............149

K

Kératite 52, 180
Kératoconjonctivite 181

L

Lacrymogènes 152
Laryngite 98, 154
Laxatifs..54
Lentilles de contact.............................156
Lessive...144
Lombosciatique 217
Lucite (estivale) 158
Lumbago..217

M

Mal des transports...............................253
Maladie de Bouveret............................200
Malaise 32, 63, 160, 162
Malaise chez le diabétique 162
Malaise grave du nourrisson 63
Malaise vagal 32
Manœuvre de Heimlich 176
Marijuana..146
Massage cardiaque externe 26
Méléna..118
Membre sectionné 219
Menace d'accouchement
prématuré 164
Menace d'avortement 100
Méningite....................................62, 166, 214
Méningocoque 166, 214, 215
Méthadone 192

283

Métrorragies 108, 164
Migraine 42
Monoxyde de carbone 140
Morphiniques 197
Morsure 168, 171
Morsure de vipère 171

N

N-Acétylcystéine 133
Nerf vague 32
Neuroleptiques 137
Névralgie cervico-brachiale 173
Névralgie intercostale 85
Nicotine 143

O

Obstruction des voies aériennes 175
Occlusion 53
Œdème aigu du poumon 178
Œdème de Quincke 247
Œil douloureux 180
Œil rouge 50, 156, 183
Œil sec 50, 156, 185
Œil traumatique 187
Ongle 110
Ongle incarné 189
Opiacés de substitution 191
Organophosphorés 143
Otalgies 193, 195
Otite 193
Otorragie 243
Otorrhée 195
Overdose 197

P

Palpitations 199
Panaris 201

Paracétamol 133
Paraquat 143
Perte de connaissance 203, 243
Phlébite 95, 149
Phlyctène 38
Phonophobie 42
Phosphènes 42
Photophobie 42, 50
Piqûre d'araignée 210
Piqûre d'hyménoptère 212
Piqûre de guêpe 45, 247
Plaie oculaire 65
Plaies simples et plaies graves 205
Plante 132
Pneumothorax 208, 209
Point de compression 117
Poppers 148
Position latérale de sécurité 267
Poussée dentaire 78
Préservatif 56
Produits domestiques et industriels ...142
- produits ménagers 40
- dérivés pétroliers 144
Prurit 72, 73
Psychotrope 136
Purpura 166, 214
Pyréthrinoïdes 143
Pyrosis 82
Pyurie 70

Q

Quincke 247

R

Rectorragies 118
Reflux gastro-œsophagien 82, 84
Responsabilité civile 88
Responsabilité disciplinaire 89
Responsabilité pénale 88

INDEX

Rétention aiguë d'urines 216
Rodonticides 143
Roténone 143

S

Sarcome de Kaposi 184
Sciatique 217
Sécheresse oculaire 185
Section de membre 219
Signe de la tortue 28
Solvants 144, 148
Spasmophilie........................221
Suicide (tentative de) 222
Surdité brutale 224
Syncope vagale 32
Syndrome d'inhalation 175
Syndrome de Lyell................38
Syndrome de manque en opiacés 226
Syndrome de menace 21
Syndrome de Wolf Parkinson White 200
Syndrome méningé 43, 166
Syndrome occlusif 47, 53

T

Tachycardie 199
Température........................102
Tendinite 228
Ténesmes...........................53
Tennis elbow 229
Tétanos (Clostridium tetani)........231
Thrombolyse 128
Thrombose hémorroïdaire 123
Tiroir d'urgence à l'officine 233

Toux grasse 239
Toux sèche 241
Toxidermie bulleuse 38
Trachome...........................181
Traitements des intoxications 249
Traumatisme crânien 243, 244
Troubles de la conscience.........43
Troubles visuels 42
Trousse d'urgence mobile
de la pharmacie 236
Trousse de secours................236

U

Ulcère gastro-duodénal 245
Urétrite 70
Urticaire de Quincke 247
Usage industriel ou agricole 40
Utilisation d'antidotes..........249
UV-B 69
Uvéite 36, 181

V

Végétaux...........................131
Vertige 225, 252
Volvulus 53
Vomissements 138, 254, 257
Vomissements de l'enfant..........257
Vomissements provoqués 138

Z

Zona 181

Dans la même collection

Conseil en cosmétologie
Marie-Noëlle Estrade

Conseil en homéopathie
Richard Pinto

Conseil en phytothérapie
Chantal Ollier

Création graphique : DBL système
Mise en pages : *CAHOUÈ Compogravure*, Toulouse.
e-mail : cahoue.compogravure@free.fr
Achevé d'imprimer en novembre 2000
sur les presses de la SAGIM à Courtry (77)
Dépôt légal : décembre 2000
Édition n° 1
Numéro d'impression : 4821